PATHOGÉNIE ET TRAITEMENT

DU

DOIGT A RESSORT

PAR

Le Docteur Georges JEANNIN

Ancien interne des hôpitaux de Paris
Médaille d'or des épidémies (choléra 1892)
Médaille de bronze de l'Assistance publique

PARIS

G. STEINHEIL, ÉDITEUR

2, RUE CASIMIR-DELAVIGNE, 2

1895

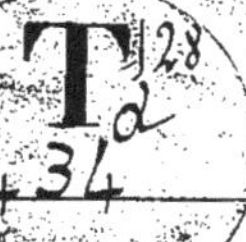

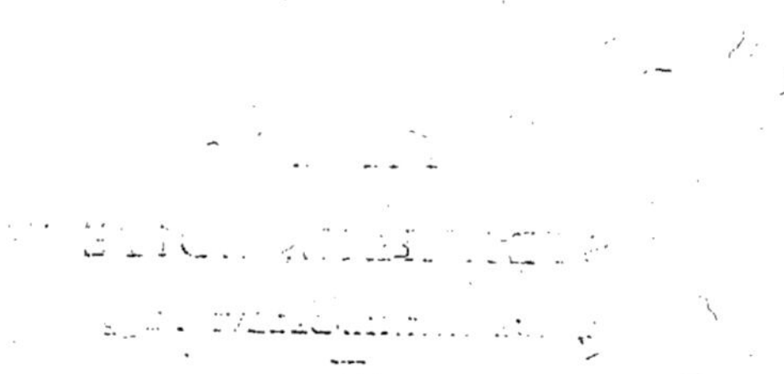

PATHOGÉNIE ET TRAITEMENT

DU

DOIGT A RESSORT

IMPRIMERIE LEMALE ET Cie, HAVRE

PATHOGÉNIE ET TRAITEMENT

DU

DOIGT A RESSORT

PAR

Le Docteur Georges JEANNIN

Ancien interne des hôpitaux de Paris
Médaille d'or des épidémies (choléra 1892)
Médaille de bronze de l'Assistance publique

PARIS

G. STEINHEIL, ÉDITEUR

2, RUE CASIMIR-DELAVIGNE, 2

1895

PATHOGÉNIE ET TRAITEMENT

DU

DOIGT A RESSORT

AVANT-PROPOS

La pathogénie du doigt à ressort, bien que cette affection singulière soit relativement rare et de description encore récente, a déjà suscité grand nombre de travaux et d'expérimentations, beaucoup plus même que ne pourrait le faire supposer l'importance assez restreinte du sujet.

Entre les quatre principales théories connues jusqu'à ce jour, on ne sait vraiment laquelle choisir ; surtout à les voir défendues par des auteurs de la valeur de Notta, Blum, Marcano, Carlier et Poirier, et à lire leurs éloquents plaidoyers.

Si pourtant, laissant de côté momentanément les expériences variées et très intéressantes qui ont été faites dans le but d'éclairer ce point de pathogénie, on se reporte aux seuls faits cliniques et anatomo-pathologiques de doigts à ressort connus depuis Notta jusqu'à maintenant et qu'on les analyse avec soin, on arrive fatalement à les diviser en deux catégories. Dans l'une, de beaucoup la plus nombreuse, on rangera une quantité considérable de faits, dont la description uniforme, presque invariable, semble avoir été calquée sur les sept premiers cas de Notta, sur ces faits qui ont reçu de son maître Nélaton le titre pittoresque de doigt à ressort. Dans l'autre catégorie au contraire, on devra mettre quelques cas seulement qui ne ressemblent que de loin à la maladie décrite par Notta et Nélaton, et s'observent aussi souvent dans d'autres articulations que dans celles des doigts.

Les différences, qui séparent ces deux sortes de cas, ne font que s'accuser davantage, si on les étudie minutieusement, et qu'on les compare ensemble. On acquiert ainsi bientôt la conviction qu'à côté de faits de doigts à ressort vrais, on a publié à tort sous ce titre un certain nombre de cas qui ne méritent pas ce qualicatif au sens premier et réel du mot.

Revenons maintenant aux expériences et théories ayant pour but d'éclairer la pathogénie de cette affection. On verra immédiatement que ce sont précisément les faits de la deuxième catégorie et eux seuls qui ont servi à l'édification de la nouvelle théorie pathogénique articulaire ou théorie de Poirier. Si donc ils sont improprement appelés doigts à ressort, peu importe que la théorie articulaire leur soit applicable ; elle ne l'est pas et ne peut l'être à la maladie décrite par Notta, au vrai doigt à ressort.

Avant donc d'étudier la pathogénie de cette affection, il nous a paru essentiel d'établir avec preuves à l'appui ce que l'on doit entendre par doigt à ressort, au sens propre du mot, au sens de la grande majorité des auteurs et surtout de l'auteur de la maladie. Nous éliminerons ainsi d'emblée la théorie articulaire et il ne nous restera plus à discuter que les trois théories : synoviale, tendineuse et du spasme fonctionnel. Cette critique formera un deuxième chapitre important, le plus important même de notre travail. Notre argumentation repose essentiellement sur des faits cliniques précis, avec opérations qui nous ont permis de faire en quelque sorte *in vivo* l'anatomie pathologique de la maladie qui nous occupe. C'est l'importance toute particulière de ces faits qui nous a décidé à les publier et à en faire le sujet de notre thèse inaugurale.

Enfin nous terminerons par l'exposé d'un traitement rationnel en rapport avec la cause même de la maladie et que nous avons eu l'occasion d'appliquer avec succès sur nos malades.

Mais avant d'aller plus loin dans l'étude de notre sujet, il est un devoir que nous tenons à remplir, non parce que c'est un usage, mais parce qu'il nous est dicté par une profonde et sincère reconnaissance; c'est celui de remercier ici publiquement tous nos maîtres et de leur dire toute notre gratitude.

Que M. le Dr Duguet qui nous a initié avec tant de bienveillance, au début de nos études médicales, aux difficultés de l'auscultation, que MM. Thibierge, Ricard, que M. le professeur Laboulbène, que M. le professeur Brouardel qui ont été nos maîtres pendant nos deux années d'externat; que

MM. Gilbert, Galliard et Netter, Blum et Guinard, Monod et Walther, qui ont été nos maîtres pendant nos trois années d'internat reçoivent ici tous nos remercîments pour leur savant enseignement et plus encore pour leur grande bienveillance.

Mais nous devons une reconnaissance toute particulière à M. le professeur Laboulbène dont nous avons été un des derniers externes à l'hôpital de la Charité. Le souvenir de ce bon et savant maître ne s'effacera pas de notre mémoire. Il nous a donné une dernière marque de sollicitude en acceptant la présidence de notre thèse: nous l'en remercions tout particulièrement.

Quant à MM. Blum et Monod, nous ne savons de quoi les remercier davantage, ou de l'initiative considérable qu'ils nous ont laissée dans leurs beaux services de Saint-Antoine et de nous avoir permis, sous leur direction, de pratiquer nous-même bon nombre de grandes opérations de la chirurgie abdominale, ou de l'affection qu'ils nous ont témoignée en maintes occasions. Ils n'ont pas été pour nous que des maîtres savants et bienveillants, ils ont été peut-être plus encore : des amis.

C'est aussi M. Blum qui nous a inspiré le sujet de notre thèse et fourni les documents; il a fait plus encore en de nombreuses circonstances et notre dette de reconnaissance envers lui est si grande que nous désespérons presque de pouvoir jamais l'acquitter.

Enfin nous n'oublierons pas que M. le Dr Maygrier nous a accueilli avec une grande bienveillance dans son beau service d'accouchement de Lariboisière, à la fin de notre internat, ni que M. le Dr Kalt nous a largement fait profiter de sa science si grande de l'ophtalmologie à la Clinique nationale des Quinze-Vingts. M. Quénu nous avait réservé en quatrième année une place dont les circonstances nous empêchent de profiter ; nous le regrettons sincèrement, et le prions d'agréer nos remerciements.

CE QUE L'ON DOIT ENTENDRE PAR DOIGT A RESSORT

CHAPITRE PREMIER

Historique.

C'est un chirurgien français, Notta, de Lisieux, alors interne de Nélaton, qui, en 1850, décrivit pour la première fois cette singulière affection à laquelle Nélaton donna plus tard, en 1855, le nom pittoresque de « doigt à ressort ». Dans un mémoire excellent paru dans les *Archives générales de médecine*, Notta publiait en effet dès 1850 quatre observations contenant en tout sept cas de cette curieuse maladie, et en donnait déjà deux explications pathogéniques différentes. Après lui, Nélaton, en 1855, en relatait une nouvelle observation, dans la *Gazette des hôpitaux*, et c'est cette même observation qui dans la pathologie externe de cet auteur, parue en 1859, servit pour la description symptomatique de la maladie qui nous occupe.

Le doigt à ressort dès ce moment était classé comme entité morbide ; aussi l'attention des auteurs étant éveillée à son sujet, les observations s'en font par la suite un peu moins rares, bien que toujours peu fréquentes.

C'est Notta encore, qui en publie un nouveau cas dans l'*Union médicale* de 1859; puis Busch, Dumarest, Roser, Hyrtl en font connaître quelques autres à intervalles assez longs, et il faut arriver à Menzel, en 1874, pour trouver un mémoire réellement important concernant la question.

Celui-ci, paru dans le *Centralblatt für Chirurgie*, fait époque dans l'histoire du doigt à ressort : Menzel par ses expériences variées, inaugure une nouvelle phase, celle des expérimentations. A sa suite nombre d'auteurs allemands, O. Berger, Karl Fieber, Paul Vogt, font accompagner leurs observations personnelles de conclusions favorables aux expériences de Menzel; mais Felicki, élève de Vogt, leur fait subir dans sa thèse d'assez notables modifications. Cette période de huit ans (1874-1882) dans l'histoire du sujet que nous traitons est donc uniquement remplie par des travaux allemands, et ce n'est qu'en 1882, qu'on voit un chirurgien français reprendre à son tour l'étude de cette maladie.

En même temps que Felicki en effet, notre excellent maître, M. Blum reprenait une à une les expériences de Menzel. Conduites avec la logique serrée que nous lui connaissons, appuyées sur des dissections minutieuses entreprises de concert avec M. Quénu, les expériences de M. Blum le conduisirent à une théorie pathogénique qui fut rapidement acceptée par presque tous les auteurs et différait fort peu de celle de Felicki.

Cette théorie exposée, avec de nouvelles observations, dans

un excellent mémoire paru dans les *Archives générales de médecine*, 1882, p. 513, fut depuis remaniée quelque peu, précisée plutôt dans une très bonne étude de Marcano, publiée dans le *Progrès médical* de 1884, p. 303. On ne la connut plus alors que sous le nom de théorie de Blum-Marcano, et la majorité des auteurs s'y rallièrent, notamment Maurice Notta, fils de l'ancien interne de Nélaton, dans une revue parue dans l'*Union médicale* (1884) et Schmit dans un bon mémoire paru dans le *Bulletin de thérapeutique* de la même année.

En 1889 seulement apparaissent des dissidents. Presque en même temps, M. Poirier, sur la foi d'observations ne ressemblant qu'assez peu aux observations des auteurs précédents, mais publiées néanmoins sous le nom de doigt à ressort, et M. Carlier, sous le coup de la désillusion apportée par trois opérations négatives, édifient chacun une théorie nouvelle du doigt à ressort; nous verrons dans un instant ce que l'on doit en penser. Telles sont rapidement résumées, les grandes étapes de l'histoire du doigt à ressort. Décrit pour la première fois par Notta, il reçoit son nom de Nélaton; puis Menzel d'abord en Allemagne, après lui Blum et Marcano en France, enfin Carlier et Poirier cherchent à établir sa pathogénie.

CHAPITRE II

Symptômes.

Analysons maintenant les observations nombreuses contenues dans tous ces travaux et cherchons ainsi à établir la symptomatologie de cette affection.

Une première remarque extrêmement importante s'impose tout d'abord : qu'on lise les premières observations de Notta et de Nélaton, qu'on lise celles de Menzel, Blum, Marcano, Maurice Notta et Schmit, pour ne citer que les noms qui font autorité dans cette question, qu'on lise même celle de Carlier, on ne peut s'empêcher de leur trouver une ressemblance presque parfaite, tant elles semblent calquées sur le même modèle, sur celles du premier mémoire de Notta.

Qu'on lise d'autre, part, celles plus récentes qui depuis König et Walther ont servi de base à la théorie articulaire de Poirier, deux choses frappent immédiatement l'esprit : la multiplicité des cas où la maladie a été observée, en dehors des doigts, et la complexité des symptômes, opposée à la simplicité de ceux décrits ordinairement. Les compare-t-on ensemble ? L'hypothèse d'abord, puis bientôt la conviction que, l'on a affaire à des affections absolument différentes, décrites à tort sous le même nom, ne tarde pas à nous pénétrer tout à fait. C'est pourquoi nous n'avons pas craint de reproduire tout au long, à la fin de ce travail, quelques-unes de ces observations puisées à la source même, afin de faire partager plus facilement à d'autres notre conviction.

Que décrivent en effet, sous le nom de doigt à ressort, Notta, Nélaton, Menzel, Blum, etc., auteurs qui ont créé, nommé et étudié surtout cette maladie ? Pour eux tous, trois symptômes constituent toute la maladie ; une anomalie fonctionnelle dans les mouvements de flexion et d'extension du doigt, anomalie dite « *mouvement de ressort* », une douleur variable à la racine du doigt et presque toujours, dans plus de 95 p. 100 des cas, une tuméfaction circonscrite, dure, une *nodosité* sur le trajet des tendons fléchisseurs correspondants. Pour eux, c'est là toute la maladie ; les doigts ne sont nullement malades, leur intégrité parfaite est notée presque constamment, rien au niveau des extrémités osseuses ou des ligaments n'entrave la liberté de leurs mouvements ; une seule lésion est constatée, cette nodosité située sur le trajet des tendons fléchisseurs. Notta consigne avec soin cette intégrité des doigts et de leurs articulations dans les quatre observations qui font la base de son premier mémoire (voir obs. I et II) ; Nélaton de même dans celle qui sert à la description clinique du doigt à ressort dans sa pathologie (voir obs. III) ; et Menzel et Blum, et Marcano (voir obs. IV, V, VIII) ont noté de même cette importante particularité clinique. Dans les très rares cas, où il existait quelques minimes déformations osseuses, on a toujours précisé qu'elles n'entravaient en rien le jeu normal de l'articulation (voir obs. XXI) et plus souvent encore que c'était l'articulation voisine saine qui était le siège du ressort. « On observe alors, dans l'articulation de la première et de la deuxième phalange, un ressaut brusque qu'on ne saurait mieux comparer qu'à celui que l'on produit lorsqu'on ferme un couteau à ressort. Il n'existe pas de douleur spontanée ou à la pression, au niveau de l'articulation interphalangienne qui est *absolument libre* de ses mouvements. Mais la malade accuse une douleur très vive quand on comprime l'articulation métacarpo-phalangienne. Les extrémités osseuses formant cette articulation sont épaissies et donnent au compas d'épaisseur 24 millimètres au lieu de 21 qu'on trouve du côté sain. » (Blum, *loco citato*, voir obs. V.)

La triade symptomatique, mouvement de ressort, douleur, nodosité, constitue donc toute la maladie, et n'est accompagnée d'aucune autre lésion ou symptôme, qui puisse prendre le pas sur elle, ni même en diminuer l'importance. C'est bien une identité clinique, un syndrome complet, dont la lésion paraît résider dans la nodosité, constatée presque toujours.

Cette absence totale de lésion du doigt est un des grands caractères de la maladie de Notta-Nélaton; et c'est elle qui en fait une maladie spéciale, absolument indépendante.

Arrivons maintenant aux symptômes proprement dits, et d'abord détaillons, si l'on peut ainsi parler, le *mouvement de ressort*. Nous ne pouvons mieux faire pour le décrire que de laisser la parole à Notta ou à Nélaton. « L'aspect des deux mains est normal : elles ne présentent ni rougeur ni tuméfaction. Si on dit à la malade de fléchir le pouce gauche, elle le porte d'abord dans l'adduction, puis elle fait un effort très violent, une sorte de ressaut a lieu, la dernière phalange se fléchit brusquement sur la première : la malade dit que son doigt tombe..... Quand elle veut redresser la dernière phalange fléchie, le mouvement d'extension commence, bientôt il s'arrête brusquement; elle contracte alors énergiquement l'extenseur du pouce, une sorte de détente a lieu, un obstacle a été franchi, et l'extension s'achève. » (Notta, voir obs. II.) — « La main ne présente aucune altération appréciable à la vue, mais lorsque tous les doigts de la main droite sont fléchis, si la malade veut les étendre, le mouvement d'extension se fait bien et facilement pour tous les doigts, excepté pour l'annulaire et le pouce. Pour ces derniers, le mouvement d'extension commence d'abord à se faire jusqu'à un certain degré, puis s'arrête tout à coup; si la malade persiste à contracter les extenseurs, ou si, avec l'autre main ou avec le doigt voisin elle vient en aide au doigt malade, il se fait un mouvement brusque comme s'il y avait un ressort et comme si un obstacle venait d'être franchi : l'extension devient alors complète. On observe le même phénomène pendant la flexion. » (Nélaton, voir obs. III.) Trois temps constituent donc le mouvement de ressort, qu'il s'agisse de l'extension ou de la flexion : 1° ébauche du mouvement; 2° temps d'arrêt plus ou moins long; 3° enfin achèvement complet et brusque, nous dirions presque violent sous l'influence d'une contraction énergique des muscles extenseurs ou fléchisseurs suivant le cas. Dans quelques cas, en effet, surtout à l'annulaire et dans l'extension, la terminaison du mouvement est si brusque que l'on dirait la détente du doigt dans une forte chiquenaude. Marcano a vu un cas où elle était si violente que le dé mis au bout du doigt était projeté en l'air. Dans le cas qui fait le sujet de notre obs. XXVIII nous avons observé aussi une brusquerie particulièrement marquée dans cette phase du mouvement. C'est que dans l'extension, en effet, le ressort est toujours plus marqué que dans la flexion.

Que note-t-on du côté des muscles pendant ce mouvement? Une énergie de contraction dont les variations correspondent parfaitement aux trois temps du mouvement. Au début, contraction modérée, presque normale, jusqu'à l'arrêt du doigt. A ce moment contraction énergique variable suivant les cas; quelquefois elle est si marquée, qu'elle s'accompagne d'une mimique particulière, de contracture des muscles de la face et du membre supérieur correspondant : tout indique un effort considérable développé par le malade et il arrive même qu'il faille le concours de la main opposée et du doigt voisin (voir obs. I et II) pour triompher de l'obstacle. Le summum correspond ainsi au moment précis où l'obstacle est surmonté et l'on comprend qu'alors le doigt soit violemment projeté par une contraction si énergique.

On remarque aussi sans peine au moment de l'arrêt que le doigt est en crochet, la première phalange seule ayant presque terminé son évolution, et, pendant le mouvement de ressort, que celui-ci se fait uniquement, aux dépens de la phalangine et de la phalangette ; c'est donc dans l'articulation interphalangienne supérieure que semble placé le ressort (obs. II, IV et V, Notta, Menzel, Blum, *loco citato*) et non dans l'articulation métacarpo-phalangienne.

Si l'on étudie parallèlement la nodosité, en la comprimant avec le doigt pendant les mouvements, on note des détails non moins intéressants. Cette nodosité grosse comme un pois, *comme un grain de plomb*, *très dure* (et nous insistons sur ce caractère), située presque toujours au devant de l'articulation métacarpo-phalangienne *à deux ou trois centimètres* du pli digito-palmaire, suit manifestement les tendons fléchisseurs dans leur évolution et subit les mêmes intermittences dans sa course que le doigt correspondant. Mais laissons la parole à Nélaton. « Pendant les mouvements d'extension et de flexion, on sent ces corps (1) s'arrêter brusquement ; puis, si l'effort continue, exécuter un mouvement brusque et rapide comme s'ils venaient de franchir un obstacle. » Rapprochant ces deux faits l'un de l'autre, d'une part la liberté absolue des phalanges, d'autre part cet épaississement manifestement rattaché au tendon et entravé dans ses mouvements, on tire forcément cette conclusion, puisque doigt et tendon sont solidaires dans les mouvements, que l'obstacle est au niveau du tendon, et que le doigt ne fait qu'enregistrer en les amplifiant les modifications apportées à la course du tendon.

Le ressort ainsi produit est avant tout et surtout un ressort à distance. Bum l'a bien établi en le reproduisant par une simple pression sur la nodosité avec le pouce fortement appliqué comme sur un anneau coulant que l'on veut faire glisser.

L'étude de la douleur ne fait aussi que confirmer cette remarque ; celle-ci, très variable du reste, allant d'un peu de gêne seulement jusqu'à un degré tel qu'elle arrache un cri au malade, a, en effet, son siège exclusif ou au moins son point

(1) Il s'agissait de deux nodosités correspondant à deux doigts voisins.

maximum au niveau de la nodosité. C'est encore là qu'on peut percevoir au toucher une sorte de craquement, assez gros quelquefois pour être entendu. Enfin, demande-t-on au malade de relâcher ses muscles, d'abandonner son doigt et fléchit-on soi-même le doigt? Dans ces conditions, le tendon *restant en place*, le phénomène du ressort n'a pas lieu; mais l'on conçoit qu'il faille pour cela une assez grande docilité de la part du patient et que la moindre contraction faisant glisser les fléchisseurs dans la gaine puisse changer le résultat. De là, le désaccord apparent entre les auteurs au sujet des mouvements provoqués.

En résumé, deux gros points nous paraissent ressortir de cette étude du doigt à ressort, d'après les observations indiquées : à savoir que le mouvement de ressort avec la gêne fonctionnelle qu'il détermine, constitue à lui seul presque toute la maladie, et qu'il est avant tout un *ressort à distance*; la lésion, quelle qu'elle soit, est à la paume de la main, le ressort dans une articulation éloignée et *saine*, l'articulation interphalangienne supérieure le plus souvent.

Intégrité de tous les tissus du doigt, arrêt puis détente brusque (mouvement de ressort) dans une des articulations interphalangiennes, à l'occasion des mouvements de flexion et d'extension de ce doigt, douleur et nodosité suivant les mouvements du tendon, au niveau du pli palmaire inférieur, telle est en deux mots la symptomatologie du doigt à ressort, comme l'entendaient Notta, Nélaton et tous les auteurs cités.

Voyons maintenant ce que contiennent les observations

publiées à l'appui de la théorie articulaire, et essayons de les comparer aux précédentes.

Dès le début, la physionomie générale de la maladie nous paraît très variable, tant par son siège que par ses manifestations. Le doigt à ressort n'est déjà plus une affection particulière aux doigts : les orteils en seraient fréquemment atteints (König, Walther, Villar, Steinthal) ; les autres articulations elles-mêmes peuvent en être le siège : cuisse à ressort (Folet), poignet à ressort (Stcherbatcheff) ; genou à ressort (Delorme).

Nous sommes bien un peu surpris de cette ubiquité d'un phénomène qui est resté méconnu jusqu'en 1850, et qui, dès lors, bien qu'on eût l'attention attirée vers lui, ne fut jamais trouvé qu'au niveau des doigts. Mais des constatations plus importantes, capitales, nous sollicitent à nous arrêter.

La maladie, telle qu'on la trouve décrite dans ces observations, a tout à fait changé de caractère : elle est polymorphe, et surtout le phénomène du ressort n'est plus qu'un épiphénomène très secondaire qui, le plus souvent, ne se révèle que par l'exploration du chirurgien, et des mouvements plus ou moins forcés communiqués à l'articulation malade.

L'observation de Walther (obs. XI) a trait à un orteil en marteau ; celle de Steinthal (obs. XII) à un doigt ankylosé à la suite d'un panaris ; dans celle d'Œttinger (obs. XIII) la flexion même provoquée du doigt incriminé était impossible, et le malade avait une tumeur blanche du poignet correspondant. Les malades de Poirier et de Carlier (obs. XV et XVI) avaient toutes les articulations des doigts atteintes de lésions de rhumatisme chronique, arthrite déformante, rhumatisme noueux. Nous citons textuellement : « J'examine l'articulation et je remarque que les extrémités osseuses présentent une hypertrophie notable ; d'ailleurs tous les autres doigts et leurs articulations sont plus ou moins déformés, noueux. Je cherche en vain une nodosité accompagnant les mouvements du tendon, je ne puis en sentir d'une façon nette, *tant l'articulation est déformée* dans son ensemble » (obs. XV, Poirier). « Notre malade est un rhumatisant avéré ; la plupart de ses grandes articulations sont sérieusement enraidies, et laissent percevoir de gros craquements pendant les mouvements ; l'articulation de l'épaule gauche a perdu à peu près tous ses mouvements, il en est de même de celle du coude droit. *Les articulations des doigts offrent les déformations caractéristiques du rhumatisme chronique*, doigts effilés, à peau luisante, déformés, bosselés, déjetés vers le bord cubital de la main » (Carlier, v. obs. XVI). Dans celle de Stcherbatcheff (v. obs. XVII) les lésions articulaires ne sont pas moins marquées ; qu'il nous suffise de citer le titre : « Arthrite déformante. Subluxation en dedans et en avant de l'articulation métacarpo-phalangienne de l'annulaire et de l'auriculaire droits. Doigts à ressort latéral ». Enfin le malade de Delorme avait des lésions articulaires de premier ordre, puisque ses ligaments étaient relâchés au point de permettre de croire à priori à une subluxation du tibia, puisqu'il avait de nombreux craquements articulaires, et une atrophie considérable du triceps. Ce n'est donc plus une maladie toujours identique, où le phénomène du ressort est le symptôme dominant, constituant à lui seul presque toute la maladie, avec intégrité presque absolue des doigts et des articulations ; ce sont des lésions variables, bien connues : des orteils en marteau, des ankyloses, des arthrites déformantes, s'accompagnant d'un mouvement de ressaut, sans grande importance, et intéressant seulement à signaler.

Nous voilà déjà bien loin de la maladie primitive décrite par Notta-Nélaton : l'étude du mouvement de ressaut décrit par Konig, Walther et Poirier ne nous en rapprochera guère.

Comment, en effet, et où a lieu ce ressaut ? Les faits de König, Walther, Steinthal, Œttinger, Villar se rapportent, à des trouvailles d'amphithéâtre, ou à des doigts amputés. Sauf le cas de Villar, où l'on manque de renseignements cliniques, on peut affirmer que les malades n'avaient certainement pas de leur vivant de phénomène de ressaut. Ne sait-on pas que dans les orteils en marteau, il y a une fausse ankylose de l'articulation de la phalange avec la phalangine ? Ankylosés aussi étaient les doigts de Steinthal et Œttinger (obs. XII et XIII), et quant à l'orteil amputé de König, sur lequel nous ne connaissons rien de précis, c'était aussi infiniment probable.

Bien plus, pour déterminer ce ressaut, ne faut-il pas dans les orteils en marteau, ainsi que l'a bien montré notre excellent maître, M. Blum, sectionner les ligaments plantaires pour rendre à l'articulation phalango-phalanginienne sa mobilité ? Steinthal, non plus, n'a pu provoquer le ressaut qu'après avoir sectionné le fléchisseur ; et enfin dans le cas d'Œttinger la flexion était impossible, et l'on ne pouvait avoir le ressaut que dans l'extension.

Les faits cliniques sont aussi instructifs. Carlier laisse entendre que le phénomène du ressaut n'était guère marqué, « ces doigts présentent à un degré plus ou moins prononcé, les symptômes *atténués* du doigt à ressort, mais pendant la flexion seulement. *L'extension se fait normalement pour les doigts* ». Dans l'observation de Stcherbatcheff (v. obs. XVII), il faut « exagérer le mouvement d'adduction, les surfaces articulaires s'abandonnent alors complètement; *mais laissées à elles-mêmes les phalanges reviennent* immédiatement et brusquement à leur état de subluxation, comme si elles étaient mues par un ressort; un craquement est alors perçu à distance »; et dans cette autre du même auteur (v. obs. XVIII) « si l'on essaie de faire exécuter le mouvement de supination, il y a un commencement d'exécution, puis arrêt et *il faut une certaine violence* pour que la supination s'achève brusquement avec la rapidité d'un ressort. La main qui expérimente a la sensation très nette d'un obstacle vaincu au niveau de l'articulation radio-cubitale inférieure ».

Cliniquement donc, ce ressaut, cet à-coup plutôt, dans les mouvements, manque le plus souvent dans les mouvements spontanés : on ne l'obtient guère que dans les mouvements provoqués, et encore nécessite-t-il des manœuvres de force.

A un examen plus strict, les différences cliniques ne font encore que s'accroître. Ce *ressaut* n'a nullement, en effet, la physionomie du vrai mouvement de ressort : il n'en a ni la *difficulté évidente*, ni le *temps d'arrêt*, ni la *détente brusque*, c'est ce que Carlier a fort bien exprimé dans sa thèse lorsqu'il dit, p. 152 : « A vrai dire, il n'y a pas de mouvement de ressort, c'est un *ressaut*, et rien de plus. Le malade fléchit et étend les doigts avec une facilité presque parfaite, sans présenter cette mimique que l'on observe chez les malades atteints de vrai doigt à ressort.... la flexion s'accompagne bien d'un ressaut, mais *sans temps d'arrêt*, et après le ressaut le doigt n'est pas *projeté violemment* dans la flexion complète... Chez notre malade, le ressaut n'avait lieu que pendant la flexion des doigts, nous nous sommes bien assuré du fait. Or, si nos souvenirs sont précis, il n'existe pas un seul cas de doigt à ressort idiopathique où le phénomène du ressort n'ait pas été constaté pendant l'extension. S'il a manqué souvent pendant la flexion, en revanche on l'a toujours noté dans l'extension. »

On le voit, les différences sont tranchées ; elles s'accentuent encore par l'examen du siège du ressaut. Nous savons, en effet, et nous avons insisté sur ce fait, que le ressort se faisait à distance de la lésion, et le plus souvent dans l'articulation interphalangienne supérieure, absolument saine (obs. II et IV) ; ici, au contraire, il a lieu au niveau de la lésion même, quel que soit son siège, lésion qui intéresse l'articulation et a une importance de tout premier ordre.

Enfin, jamais on n'a constaté la moindre nodosité, en aucun point, pas même au niveau du lieu d'élection, et cela malgré les recherches les plus minutieuses.

En résumé : lésions articulaires essentielles, occupant tout à fait le premier plan (orteil en marteau, ankylose, arthrite chronique déformante, etc.); ressaut faible, sans temps d'arrêt ni détente brusque, rarement spontané, et faisant souvent défaut dans l'extension ; ressaut nécessitant des manœuvres spéciales pour sa production, et ayant lieu au niveau de l'articulation malade ; enfin absence de nodosité sur le trajet des tendons fléchisseurs ; telles sont les grandes lignes de ce qu'on a décrit sous le nom de doigt à ressort, variété articulaire.

CHAPITRE III

Diagnostic.

Établissons maintenant un parallèle entre les symptômes de ces deux genres d'affection, et voyons si l'on peut avec quelque justesse leur appliquer la même dénomination.

A l'intégrité absolue des doigts (os et articulations) spécifiée dans la maladie décrite par Notta, nous opposerons des lésions articulaires avancées qui sont le symptôme dominant de la variété dite articulaire. Dans le premier cas, le signe du ressort est le fait capital, il constitue presque toute la maladie ; dans le deuxième cas, ce n'est qu'un épiphénomène presque sans importance, cédant le pas à l'affection principale. Le vrai mouvement de ressort est marqué par un temps d'arrêt, suivi d'une brusque détente ; le faux est à peine prononcé, sans temps d'arrêt, sans détente brusque : le premier exige une contraction énergique ; le second se fait sans peine ; l'un est toujours spontané, plus fort dans l'extension, manque souvent dans les mouvements provoqués, et siège à distance de la lésion dans une articulation parfaitement saine ; l'autre est rarement spontané, plus fort dans la flexion, doit presque toujours être provoqué artificiellement, enfin siège au niveau de l'articulation malade. Il ne nous reste plus qu'à signaler la constance dans le premier cas, l'absence non moins régulière de la nodosité dans le second, pour en avoir fini avec le diagnostic différentiel de ce que l'on a appelé à tort : deux variétés de doigt à ressort.

Comme on le voit, les différences qui les séparent sont si grandes, leurs caractères sont si opposés, qu'on ne saurait vraiment plus longtemps les considérer comme deux variétés d'une même affection. Nous réserverons donc à ce qui était la première variété, le nom que lui a donné Nélaton et que lui ont conservé tous les auteurs qui ont suivi, Menzel, Blum, Marcano, etc., elle seule constitue une maladie à part, bien définie, et mérite justement le nom de « *doigt à ressort* ».

Quant au signe du ressaut qui constituait la deuxième variété, nous ne le considérerons plus que comme un symptôme commun à beaucoup de maladies différentes. De plus, comme il ne ressemble que vaguement au mouvement dit de ressort, nous l'appellerons seulement *signe du ressaut*, et pour éviter toute ambiguïté désormais, autant que pour rendre justice à l'auteur qui lui a consacré deux excellents mémoires, nous lui donnerons le nom de *signe de Poirier*.

PATHOGÉNIE

Les théories concernant la pathologie du doigt à ressort peuvent être rangées sous quatre chefs : théorie synoviale (Notta, Nélaton, 1850) la première en date, théorie tendineuse (Menzel 1874, Blum 1882, Marcano 1884), théorie nerveuse ou du spasme fonctionnel (Carlier, 1889), et enfin théorie articulaire, ou théorie de Poirier (1889).

Nous avons vu dans le chapitre précédent, que la théorie articulaire avait pour but l'explication de faits que l'on ne saurait considérer comme faits de doigt à ressort; nous n'avons donc plus à la discuter, et nous nous contenterons désormais de comparer entre elles les trois autres qui seules ont rapport à la vraie maladie de Notta.

I. — Théorie synoviale.

Ici une seconde élimination s'impose encore.

La théorie synoviale en effet comprend elle-même deux variétés : l'une qui est la théorie de Notta, Nélaton, l'autre qui a été faussement attribuée à ce dernier auteur, ainsi qu'il en résulte d'un admirable paragraphe du mémoire de Marcano (*loco citato*, p. 315).

Cette dernière variété, dite « *hypothèse des corps flot-*

tants intra-synoviaux », et qui se trouve cependant dans le tome V de la pathologie de Nélaton, n'a jamais été de cet auteur : si elle se trouve dans son livre, c'est que le tome qui la contient est de ceux que le maître a laissé faire à ses élèves et revus rapidement. Notta lui-même a d'ailleurs confirmé à Marcano l'exactitude de cette interprétation. Nous ne nous étendrons donc pas davantage sur cette théorie, qui n'a du reste plus aucun partisan, et n'en a presque jamais eu. Nous restons ainsi en face de trois théories seulement : synoviale, tendineuse et spasmodique.

La théorie synoviale est la première qui fut émise (1850) par Nélaton, si brillamment soutenue par Notta dans son premier mémoire déjà cité ; on peut l'intituler « *Théorie de l'engorgement du cul-de-sac de la synoviale* ».

L'observation clinique en effet avait convaincu ces auteurs de ce fait : que le phénomène du ressort était essentiellement dû à un arrêt dans la locomotion du tendon, arrêt produit par la nodosité si bien sentie dans tous les cas, et qui venait buter contre un obstacle. « Cette nodosité, du volume d'un petit pois, paraît arc-bouter contre un obstacle qu'elle franchit : lorsqu'on étend le doigt, on sent un mouvement de locomotion de cette nodosité, qui se rapproche du pli digito-palmaire, et n'en est plus éloignée que de 16 à 17 millimètres. Lorsqu'on dit à la malade de fléchir les doigts, on sent la nodosité revenir occuper la première position. » (Notta, v. obs. I.) Et ailleurs, « pendant les mouvements d'extension et de flexion, on sent ce corps (la nodosité) s'arrêter brusquement ; puis, si l'effort continue, exécuter un mouvement brusque et rapide, comme s'il venait de franchir un obstacle ». (Nélaton, v. obs. III.)

Restait à expliquer la nodosité et à trouver l'obstacle. C'est pour résoudre ce double problème que Notta entreprit des dissections minutieuses de la région palmaire, grâce auxquelles il fit de l'aponévrose palmaire et des synoviales des doigts une description très exacte, à laquelle on a peu ajouté depuis.

Rapprochant alors les résultats anatomiques de Notta des faits cliniques consignés dans les observations (siège et douleur prodromique), Nélaton pensa que la nodosité qui s'était développée sur les tendons fléchisseurs était due à un engorgement du cul-de-sac de la synoviale, engorgement qu'il compara à « cette induration que l'on observe si souvent dans les hydarthroses anciennes du genou, au niveau du point où la synoviale se replie pour passer de la surface de l'os à la face interne de la capsule » (Notta, *loco citato*, p. 150). Cet engorgement pouvait d'ailleurs être simplement inflammatoire, rhumatismal ou traumatique. Quant à l'obstacle, il était essentiellement constitué par la bandelette fibreuse, ou ligament transverse qui termine en bas l'aponévrose palmaire superficielle, et ce serait contre le bord inférieur de ce ligament dans la flexion, contre son bord supérieur dans l'extension que viendrait buter la nodosité synoviale. Si l'arrêt est plus marqué dans l'extension, c'est que les extenseurs sont moins forts que les fléchisseurs.

Cette théorie, émise par Nélaton, avait déjà un très gros défaut, celui de ne pouvoir s'appliquer à tous les cas, et nous voyons Notta obligé de chercher d'autres interprétations, dès son premier mémoire, pour deux de ses observations.

Dans l'un de ces cas, en effet, où l'extension du doigt s'accompagnait de deux ressauts successifs, Notta admet que le premier ressaut relève de la théorie précédente, tandis que le second lui paraît dû « à l'engorgement, non plus du cul-de-sac synovial, mais de ce repli triangulaire qui existe dans l'angle de bifurcation du tendon fléchisseur superficiel; et qui à ce moment, vient se présenter à l'orifice supérieur de la gaine fibreuse du doigt, et se heurte contre lui » (Notta, *loco citato*, p. 153). Ici donc si la nodosité est toujours d'origine synoviale, du moins son siège n'est-il plus le même, et quant à l'obstacle, il est tout à fait nouveau : c'est le rebord central de la gaine fibreuse des doigts.

Enfin à propos de sa dernière observation (voir obs. II), où il s'agissait du pouce, les modifications sont plus importantes encore. Ici la nodosité ne saurait plus être l'engorgement du cul-de-sac de la synoviale, celui-ci remontant jusqu'au-dessus du poignet, et l'obstacle ne serait pas davantage le ligament transverse qui n'existe pas à ce niveau. Aussi Notta admet-il qu'alors il s'agit probablement d'un dépôt de fausses membranes à la surface du tendon, dépôt qui aurait fini par acquérir une grande consistance, et la nodosité serait en somme l'homologue des plaques calcaires péricardiques. Quant à l'obstacle, ce serait une bride fibreuse transversale, que l'on trouve en avant de l'articulation métacarpo-phalangienne du pouce, ce que nous appelons maintenant le ligament intersésamoïdien.

En résumé, pour sept cas contenus dans les quatre observations de Notta, celui-ci doit déjà recourir à trois interprétations différentes : n'est-ce pas déjà suffisant pour infirmer la théorie principale ? Celle-ci du reste est passible de graves objections, admirablement exposées dans la thèse de Carlier, à laquelle nous ferons un large emprunt, et auxquelles nous ajouterons d'après les résultats de nos interventions. Ces objections visent les deux termes du problème : la nodosité et l'obstacle.

Nélaton comparait ingénieusement la nodosité à l'induration constatée dans le cul-de-sac sous-tricipital dans les vieilles hydarthroses du genou ; malheureusement rien dans les observations de doigt à ressort ne justifie cette hypothèse d'une synovite antérieure avec localisation consécutive. D'une synovite séreuse, et encore moins d'une synovite purulente, il ne peut être question : toutes deux eussent amené une déformation de la face palmaire des doigts, dont au contraire tous les auteurs ont constaté l'intégrité.

La synovite plastique « si redoutable par les adhérences qui s'établissent si rapidement entre les tendons et les feuillets de la séreuse, n'a pas pour caractère habituel de se cantonner en un point de la gaine. Chacun sait en outre combien cette affection a de gravité, parce que sa résolution complète est exceptionnelle, et que, malgré un traitement énergique, elle laisse ordinairement après elle des adhérences, des raideurs, des attitudes vicieuses, des impotences contre lesquelles la thérapeutique est fort mal armée » (Carlier, *loco citato*, p. 54).

Reste enfin la synovite sèche chronique, dont M. Nicaise a publié une observation intéressante; seulement cette lésion est rare, et l'observation de M. Nicaise n'a point rapport au cul-de-sac incriminé par Nélaton. Du reste, la sensation d'un cul-de-sac induré ne saurait guère ressembler à cette nodosité *dure, nettement circonscrite*, un peu allongée, et qui se *continue si bien avec le tendon* dont elle suit tous les mouvements. Nombre de malades aussi ont manifestement présenté des phénomènes de ténosite (obs. I et III).

Enfin les résultats des interventions pratiquées pour doigt à ressort font tout à fait rejeter cette hypothèse. Sur douze opérations, en effet, on a trois fois trouvé un rétrécissement seul, dû à des causes diverses (Lannelongue, Blum, et obs. XXVII), six autres fois des lésions tendineuses variées, et enfin, dans trois cas (Quénu, Carlier) on n'a pas eu de résultat probant; mais de nodosité aux dépens du cul-de-sac supérieur, il n'est nulle part question.

Quant à l'obstacle, l'anatomie et surtout l'expérience de Carlier montrent d'une manière évidente qu'il ne saurait être au niveau du ligament transverse du carpe, incriminé par Notta; le vrai point de réflexion des tendons est, en effet, l'orifice central de la gaine fibreuse des doigts. (Carlier, *loco citato*, p. 52.)

Nous croyons donc maintenant pouvoir abandonner tout à fait la théorie de Notta: elle ne saurait s'appliquer à tous les cas, elle est en désaccord avec la clinique et surtout avec les résultats des interventions pratiquées pour la cure du doigt à ressort.

II. — Théorie tendineuse ou vagino-tendineuse.

Nous savons déjà que Notta avait eu recours accidentellement à l'hypothèse de l'augmentation de volume du tendon par dépôt ancien et dur de fausses membranes à sa surface, pour expliquer deux cas de doigt à ressort du pouce (voir obs. II) : c'était ouvrir une voie qui devait être féconde en résultats.

Cette théorie, en effet, créée presque de toute pièce par Menzel (1874), modifiée et mise au point par notre excellent maître, M. Blum (1882), et Marcano (1884), fut le point de départ d'expériences très intéressantes, et adoptée presque universellement jusqu'en 1889. Nous verrons même par la suite de ce travail, qu'elle est très satisfaisante pour l'esprit, et qu'avec quelques modifications indispensables, elle est la seule qui soit acceptable et conforme à la réalité.

Mais exposons-la d'abord avec toutes les variantes, que lui firent subir ses principaux défenseurs, et les arguments mis en avant par ces auteurs.

Nous avons vu plus haut que pour Notta, elle peut se résumer en deux mots : la nodosité n'est qu'un dépôt ancien et dur de fausses membranes épaisses à la surface du tendon ; l'obstacle est formé par une bride fibreuse située en avant de l'articulation métacarpo-phalangienne du pouce.

Hyrtl, déjà dans son traité d'anatomie topographique, avait émis l'idée que le phénomène du ressort était dû « à un épaississement circonscrit d'un point quelconque du tendon fléchisseur avec rétrécissement concomitant de la gaine ».

Mais c'est Menzel à qui revient l'incontestable mérite d'avoir essayé par des expériences variées d'étayer cette théorie sur une base scientifique. Ces expériences, consignées dans un mémoire paru dans le *Centralblatt für Chirurgie*, 1884, p. 327, se divisent en deux séries.

Dans la première série, il simulait la nodosité en entourant le tendon fléchisseur d'une ficelle, et le rétrécissement de la gaine en encerclant le doigt en un point quelconque de son étendue par un lien constricteur. Dans la seconde série d'expériences, le tendon était toujours muni d'une ficelle, et Menzel se contentait d'exciser une petite portion de la gaine de manière à constituer ainsi deux rebords artificiels. Dans les deux cas, l'auteur réalisait toujours facilement le phénomène du ressort, mais il eut le grand tort de s'en tenir là, et d'en tirer trop vite les conclusions suivantes :

1° Le doigt à ressort est presque toujours déterminé par une affection des gaines tendineuses. L'observateur a cependant toujours l'impression que le mouvement anormal se passe dans une articulation.

2° Il faut, pour produire le doigt à ressort, la réunion des deux conditions suivantes : une tumeur tendineuse circonscrite et un rétrécissement de la gaine. L'une de ces conditions seule est insuffisante.

3° Une solution de continuité de la gaine correspondant au champ d'évolution de la tumeur tendineuse amène également le ressort.

4° Des corps flottants libres ne déterminent pas le doigt à ressort, alors même que la gaine est rétrécie ; il faut nécessairement que le corpuscule soit entièrement uni au tendon, il agit alors à la façon d'une nodosité circonscrite.

5° Nodosité et rétrécissement sont probablement d'origine inflammatoire. La nodosité siège sur la portion phalangienne du tendon fléchisseur.

On voit par là que Menzel se préoccupait surtout de détruire *l'hypothèse des corps flottants intra-synoviaux*, faussement attribuée à Nélaton, mais néanmoins contenue dans sa pathologie. Retenons seulement ceci : c'est que pour lui deux conditions sont nécessaires pour produire le phénomène du ressort, l'épaississement du tendon, et le rétrécissement concomitant de la gaine. Nous verrons plus tard ce que l'on doit en penser.

Déjà en 1881, à l'occasion d'une nouvelle observation, Felicki, élève de Vogt, rectifie dans sa thèse ce qu'a d'excessif la théorie de Menzel, et l'on pourra juger par les conclusions suivantes qui sont les siennes combien il approchait de la vérité.

1° Le doigt à ressort est produit par une *tendo-vaginalite*.

2° Il ne s'agit pas de corps étrangers articulaires, mais d'un épaississement du tendon fléchisseur, épaississement qui siège au niveau de l'articulation métacarpo-phalangienne.

3° Le tendon peut être épaissi et la gaine normale, ou bien le tendon est normal et la gaine anormale.

Un point très important en effet est ici signalé, à savoir que le phénomène du ressort peut être produit par une seule des conditions indiquées par Menzel, la nodosité ou le rétrécissement.

La théorie de M. Blum qui lui fait suite, est plus précise et a le gros avantage d'être basée sur un contrôle rigoureux des expériences de Menzel et une étude anatomique minutieuse.

M. Blum produit « artificiellement la nodosité en enroulant un fil sur les deux tendons, de manière à augmenter leur épaisseur à une petite distance de l'extrémité de ces gaines fibreuses, qui sont de véritables poulies de réflexion pour les fléchisseurs. On voit alors le ressaut se produire d'une manière très nette dans l'articulation de la phalange et de la phalangine chaque fois que le point artificiellement épaissi franchit l'extrémité centrale de la gaine ostéo-fibreuse dans l'un ou l'autre sens.

Au pouce, la disposition est plus favorable encore. Les deux os sésamoïdes interne et externe sont attachés à la première phalange et reliés entre eux par le ligament orbiculaire de l'articulation.

Ils forment ainsi une gouttière convertie en un détroit très serré par les fibres arciformes de la paroi antérieure du canal ostéo-fibreux. »

De ces expériences qui lui ont donné toujours le même résultat, M. Blum conclut donc que le ressort se produit par l'accrochement de la nodosité au rebord central de la gaine ostéo-fibreuse du fléchisseur pour les doigts ordinaires, et aux fibres arciformes situées en avant de l'articulation métacarpo-phalangienne pour le pouce.

Quant à cette nodosité, elle dépend à coup sûr du tendon et se trouve dans la gaine, proche de l'extrémité centrale, mais sa nature intime laisse le champ ouvert aux hypothèses : c'est probablement une ténosite inflammatoire.

Remarquons aussi que l'influence du seul rétrécisssement de la gaine n'a pas été étudiée ; il en est de même dans la théorie suivante de Marcano.

Cet auteur admet textuellement les conclusions de M. Blum pour le pouce; mais pour les autres doigts, s'inspirant de nouvelles expériences et attachant un peu plus d'importance aux points faibles de la gaine déjà signalés par MM. Blum et Quénu, il élargit le cadre de la théorie de M. Blum. Il conclut en effet que le ressaut peut être produit par l'accrochement de la nodosité *à l'un quelconque* des quatre rétrécissements qu'il signale dans la gaine, ou à un point quelconque de cette gaine, accidentellement rétrécie. On le démontre facilement en faisant varier la position du fil sur le tendon à la condition que :

1° L'épaississement artificiel du tendon soit suffisant pour accrocher le rétrécissement naturel ou accidentel;

2° Que la saillie formée par le fil ne soit pas trop volumineuse;

3° Que le fil soit placé à peu de distance du rebord.

« Ces trois conditions exactement remplies, le doigt à ressort se produit sur le cadavre avec des phénomènes identiques à ceux qu'on observe chez le vivant ».

Quant à la nature de la nodosité, ce serait chez les rhumatisants une nodosité rhumatismale, et chez les malades indemnes de rhumatisme le résultat d'une hypertrophie, inflammatoire ou non, du tendon fléchisseur.

Telles sont rapidement exposées les différentes théories tendineuses. En résumé, on voit qu'ébauchée par Menzel, rectifiée déjà par Felicki, cette théorie tendineuse avait été réellement mise au point par Blum et Marcano, et qu'après les expériences convaincantes de ces deux auteurs sur le cadavre, elle satisfaisait pleinement l'esprit. La preuve expérimentale était faite, il lui manquait encore la confirmation nécropsique ou biopsique.

Nous nous croyons en mesure de la lui donner, grâce à un total de douze interventions que nous avons pu réunir, et dont trois nous sont personnelles ; mais auparavant qu'on nous permette d'indiquer les grands traits de la troisième et dernière théorie du doigt à ressort, de la théorie nerveuse.

III. — Théorie nerveuse ou du spasme fonctionnel.

Les circonstances au milieu desquelles est née cette théorie, ne sont peut-être pas inutiles à rapporter avant d'en donner l'exposé plus ou moins succinct.

En 1889, Carlier avait été assez heureux pour intervenir dans un cas type de doigt à ressort, enlever une petite tumeur tendineuse, et guérir son malade. (Voir obs. XXII.)

Ce fait, communiqué le 2 mai 1889 à la Société anatomique eut avec juste raison, quelque retentissement, puisque c'était le premier cas de ce genre qui fût connu. Mais dans deux nouvelles interventions, faites fort peu de temps après, cet auteur n'eut pas le même succès ; de nodosité point, et résultat opératoire médiocre, nous verrons pourquoi dans quelques instants. Rapprochés d'un fait de Quénu, datant de 1887 et tout à fait analogue, rapprochés aussi des publications récentes de König, Walther et Poirier, on comprend que ces deux cas défavorables aient fortement influencé Carlier, et lui aient fait considérer son cas personnel comme très rare. Mais de là à douter de l'altération tendineuse, et à la considérer comme exceptionnelle en réalité, alors qu'elle est si souvent constatée cliniquement, de là surtout à faire un spasme fonctionnel d'un phénomène si facile à expliquer et à reproduire expérimentalement, il y avait loin, d'autant que Carlier lui-même dit quelque part, en sa thèse, que la variété dite articulaire du doigt à ressort, n'est pas un doigt à ressort. Il ne devait donc plus s'en laisser imposer, et nous sommes persuadés que cet auteur, qui fait preuve dans son travail de qualités critiques remarquables, n'eût pas tardé à trouver à ces cas malheureux des explications suffisantes et très plausibles.

Exposons maintenant cette théorie. D'après Carlier, le doigt à ressort essentiel est avant tout dû à un spasme « du muscle fléchisseur propre pour le pouce, d'un ou de plusieurs faisceaux musculaires du fléchisseur sublime et profond pour les autres doigts. S'il existe une altération de la gaîne ou du tendon, surtout si elle est étendue, il s'agit alors d'un phénomène réflexe partant d'un point altéré de la gaine ou du tendon et allant provoquer chez un sujet prédisposé le spasme du muscle pendant la fonction.

On s'explique de cette façon que toute lésion de la gaine du tendon, ou de la synoviale puisse faire naître le doigt à ressort, mais ce sera rarement par le mécanisme invoqué par la théorie tendineuse (Blum, Marcano) ou par la théorie de l'engorgement du cul-de-sac de la synoviale. »

En somme, dans ces derniers cas, le traumatisme et les altérations pathologiques n'agiraient qu'en réveillant la prédisposition nerveuse comme un accident de chemin de fer dévoile et met en évidence l'hystérie chez un malade prédisposé (hystéro-neurasthénie traumautique, Blum, 1892).

Par quel mécanisme maintenant le spasme produira-t-il le phénomène du ressort ?

« Supposons le doigt atteint en flexion, et prions la malade d'exécuter un mouvement d'extension : comme c'est le fléchisseur sublime qui, à un moment donné, s'oppose à la continuation du mouvement, la deuxième phalange éprouve un temps d'arrêt, mais, grâce à un effort énergique des extenseurs, le spasme cède, et la deuxième phalange achève brusquement le mouvement d'extension. Cela donne parfaitement l'illusion que l'obstacle à vaincre siège dans l'articulation interphalangienne supérieure.

Quant à la vitesse du mouvement final, elle tient à l'excès de force déployée par les extenseurs, excès de force qui, la résistance une fois vaincue, se transforme en vitesse.

Il n'est pas tout à fait aussi aisé d'expliquer le mécanisme de la flexion. Celle-ci, pendant la première moitié du mouvement, s'accomplit ordinairement spontanément, bien que parfois avec difficulté, puis survient le temps d'arrêt. Comment expliquer cet arrêt ? *Est-il dû à l'impotence momentanée du muscle fléchisseur ?* Est-il provoqué par la vigilance exagérée des antagonistes ? Nous croyons que, suivant les cas et suivant les mouvements, les deux facteurs interviennent ici, mais nous attachons cependant beaucoup plus d'importance au premier. Quant à la rapidité finale du mouvement de flexion, elle s'explique par la contraction brusque et spasmodique du fléchisseur. » (CARLIER, *loco citato*, p. 128.)

On le voit, le mécanisme est loin d'être simple, surtout si on le compare aux expériences de Blum et Marcano. Bien plus s'il est nettement défini pour l'extension, tout est incertitude pour la flexion; y a-t-il impotence momentanée du fléchisseur? Y a-t-il vigilance des extenseurs? L'auteur hésite, néanmoins il prend parti pour la première alternative. Or rien n'est plus contraire à la réalité clinique. Si l'on se reporte, en effet, à l'analyse que nous avons faite de l'état de la contraction musculaire dans le moment de ressort, on verra que c'est justement au moment de l'arrêt que la contraction est le plus énergique, et qu'elle croît jusqu'à la détente du doigt.

D'autre part, ne sait-on pas que les fléchisseurs sont plus forts que les extenseurs ? Il semble donc bizarre au moins que ces muscles puissent à si courts intervalles être atteints de spasme, c'est-à-dire d'un excès de contractilité et ensuite d'insuffisance de cette même propriété.

La complexité de la théorie, et son désaccord flagrant avec la physiologie, ne sont du reste pas les seuls défauts qu'on puisse lui reprocher. Il n'y a pas jusqu'à l'analogie que Carlier prétend être complète entre le doigt à ressort et les divers spasmes fonctionnels, qui ne soit absolument frustre. Cette analogie, dit Carlier, ressortirait et de l'étiologie et de la manière d'être des deux maladies. Parmi les causes que cet auteur incrimine le plus dans cet ordre d'idées, nous trouvons l'arthritisme, le sexe féminin, le traumatisme, la fatigue fonctionnelle, et enfin le nervosisme. Mais l'arthritisme se trouve dans tant de maladies dont on n'a jamais songé à faire des maladies nerveuses, que l'objection tombe d'elle-même. Quant à la prédilection de l'affection pour le sexe féminin, on ne s'en étonnera pas quand on saura l'influence des professions sur le développement de la maladie. N'est-ce pas en effet toute la catégorie des gens qui demandent à leurs doigts un service spécial et pénible (couturières, brodeuses, piqueuses, escrimeurs), qui fournit le plus de victimes à la maladie? On voit de suite la conclusion, et le contraire eût étonné. Quant au mécanisme, il est non moins simple: on admet bien le développement des bourses séreuses sur des points constamment irrités par la pression et le frottement, la localisation de nombre de maladies en un point plutôt qu'en tel autre par la seule irritation constante : pourquoi le frottement excessif et répété du tendon au niveau de la poulie de renvoi de la gaine, surtout dans des contractions énergiques trop fréquentes, ne ferait-il pas de ce point du tendon un lieu de moindre résistance dont profiterait la diathèse rhumatismale si fréquente chez les malades ?

Le mode d'action du traumatisme peut d'ailleurs être tout à fait analogue au précédent : mais dans certains cas l'irritation est directe ; il y a lésion de la gaine et du tendon (deuxième cas de Notta, *loco citato*) ou même le traumatisme peut créer presque d'emblée une nodosité par pelotonnement d'un tendon coupé (obs. XXVIII).

Enfin quant au nervosisme, à cet état de faiblesse du système nerveux, que Carlier dit ou plutôt suppose fréquent chez ces malades, qu'on nous permette de dire que cette supposition est au moins gratuite, puisque c'est à peine si, sur les 105 observations consignées dans sa thèse, on la note 4 ou 5 fois. Nos trois malades, chez qui nous l'avons consciencieusement cherchée, n'en présentaient pas davantage. On voit donc que cette étiologie ne renferme aucune cause qui détermine spécialement une maladie nerveuse spasmodique.

L'analogie tirée par Carlier des symptômes des deux maladies est non moins exagérée, nous dirions presque qu'il y a dissemblance complète.

Le spasme fonctionnel survient graduellement, n'apparaît au début qu'à la suite de séances un peu longues ; une fois constitué, il suffit souvent de l'idée du travail à faire, ou, en tout cas, d'une tentative d'exécution de ce travail pour le provoquer ; d'autre part, c'est un spasme durable, une contracture tenace, d'une durée très appréciable qui impose aux doigts une attitude forcée ; enfin, il est spécialement rebelle à tout traitement et on le voit assez souvent envahir le membre opposé et le rendre aussi inhabile que le premier.

Combien différent est le doigt à ressort, à début souvent brusque, en tout cas rapide, arrivant d'emblée à son état parfait : irrégulier dans sa production, comme toutes les manifestations rhumatismales, disparaissant sans cause appréciable pendant un intervalle de temps plus ou moins long, diminuant par un service modéré (cas de Després signalé par Carlier) ; enfin, guérissant très souvent et, le plus souvent, sans récidive. Nous n'insisterons pas sur la faible durée qu'aurait ce spasme, sur son remplacement presque immédiat par de la parésie ; nous avons déjà vu que le mécanisme invoqué par Carlier portait une atteinte sérieuse à la physiologie.

Il nous semble que ces objections sont plus que suffisantes pour faire douter déjà de l'exactitude de la pathogénie indiquée par cet auteur : les résultats positifs donnés par presque toutes les interventions que nous rapportons achèveront de ruiner cette théorie.

La constatation de visu des lésions du tendon, de la synoviale ou de la gaine des fléchisseurs, la disparition immédiate et définitive du phénomène du ressort après suppression de la lésion causale ; voilà plus qu'il n'en faut pour établir l'existence réelle de l'altération vagino-tendineuse dans le doigt à ressort et par le fait même ruiner la théorie nerveuse.

RÉSULTATS DES INTERVENTIONS PRATIQUÉES POUR DOIGTS A RESSORT. — LEURS CONSÉQUENCES AU POINT DE VUE DE LA PATHOGÉNIE

Nous rapportons à la fin de ce travail douze observations de doigt à ressort avec intervention dans un but thérapeutique. Sur ces douze cas, neuf ont donné des résultats anatomo-pathologiques et opératoires positifs, trois seulement sont négatifs, encore est-il possible de leur ôter presque toute signification.

Les neuf cas avec résultat positif se répartissent de la façon suivante : dans trois cas la gaine était seulement rétrécie et chaque fois d'une façon différente ; dans les six autres, on a constaté seulement une augmentation de volume circonscrite du tendon, une nodosité en un mot. Felicki avait donc raison dans sa troisième conclusion et la théorie de Blum et Marcano péchait par insuffisance.

Les trois rétrécissements de la gaine semblent presque — qu'on nous pardonne cette expression qui rend bien notre pensée — avoir été faits sur commande. N'avons-nous pas en effet trois modes différents de rétrécissements, rétrécissement par cause externe, rétrécissement par cause interne, enfin rétrécissement par altération interstitielle.

Le premier mode nous est fourni par l'observation de Lannelongue (obs. XX, rapportée dans Carlier, *loco citato*).

Il s'agissait en effet, dans ce cas, d'un fibrome du volume d'un petit haricot, développé « aux dépens de la partie externe de la gaine » qu'il avait refoulée et envahie jusqu'à comprimer le tendon fléchisseur. La tumeur enlevée, le phénomène du ressort disparut pour ne plus reparaître.

C'étaient des fongosités synoviales, situées dans la gaine en dehors du tendon qui, dans le deuxième cas de Stcherbatcheff (v. obs. XXIII) diminuait le calibre de la gaine. M. Blum les enlève, le ressort disparaît et ne s'est pas reproduit depuis, au moins pendant deux ans.

Enfin, dans le cas qui fait le sujet de notre observation, nous n'avons pas trouvé de lésion apparente ni en dedans ni en dehors. Pourtant le rebord central de la gaine enserrait fortement le tendon qui passait à frottement dur; la gaine était manifestement trop étroite, c'est pourquoi nous avons employé le mot d'altération interstitielle. Le débridement de la gaine suivi d'une guérison rapide se chargea du reste de démontrer la réalité de l'obstacle apporté au mouvement du tendon.

Le seul rétrécissement de la gaine suffit donc à déterminer le phénomène du ressort, le fait est incontestable ; mais par quel mécanisme ? Prenez une aiguille garnie d'un fil trop gros relativement à la grandeur du chas, et tirez sur le fil ; vous voyez alors se former peu à peu un épaississement du fil en arrière du chas. Pourquoi les tendons fléchisseurs ne pourraient-ils pas subir une altération analogue pendant les mouvements de flexion et d'extension, que ce soit la partie charnue qui tire sur le tendon ou que ce soit le doigt actionné par les extenseurs ? Le tendon étant chose très résistante, on conçoit que, sous l'influence d'une contraction plus énergique des muscles fléchisseurs ou extenseurs, suivant les cas, cette partie hypertrophiée passagèrement, puisse forcer l'orifice de la gaine, et disparaître ensuite sans laisser de trace appréciable.

Autre particularité clinique chez notre malade, obs. XXVII, si l'on maintenait les autres doigts dans l'extension, si l'on tendait par conséquent le ligament transverse inférieur du carpe, le patient ne pouvait achever le mouvement de flexion avec le seul doigt malade, ni déterminer le mouvement de ressort. Il faut croire que, dans ce cas, la pression produite par le ligament transverse tendu sur les tendons fléchisseurs, ajouté au rétrécissement de la gaine, suffisait à triompher de la puissance contractile de ces muscles.

Il est fort possible que, dans les trois observations négatives de Quénu et de Carlier, il se fût agi aussi d'une cause interstitielle, d'un rétrécissement de la gaine. Malheureusement ces observations sont muettes à cet égard.

On conçoit néanmoins que, dans ces conditions, elles perdent beaucoup de leur importance.

Arrivons maintenant aux six cas de nodosité ou du moins d'augmentation de volume du tendon bien constatée. Ici encore, si l'effet est le même, la cause est différente.

Dans le cas de Leisrinck (observ. XXI), le premier en date, c'est un repli du tendon fléchisseur profond, qui semble trop long, repli dont les deux parties ont fini par s'accoler et former ainsi une petite tumeur tendineuse. L'excision est suivie de la disparition définitive du ressort.

Le cas de Carlier (observ. XXII) a rapport à un fibrome pédiculé du fléchisseur profond : excision, disparition du phénomène de ressort.

Celui de Sick (observ. XXVIII) est plus curieux encore : ici c'est le pelotonnement du bout périphérique du chef cubital du fléchisseur sublime sectionné qui forme tumeur. Intervention : on déroule ce tendon, on le suture ; le ressort disparaît. Enfin nous voyons trois cas authentiques (observ. XXIV, XXV, XXVI) d'épaississement simple du tendon, de nodosité vraie analogue à celles décrites dans l'épaisseur du tendon d'Achille par Kirmisson et Blum. Excision partielle dans un cas, débridement de la gaine seulement dans les deux autres, tout ressort a disparu. La guérison est complète et se maintient à l'heure actuelle depuis déjà plus de deux ans. Les mouvements du doigt opéré sont libres, non douloureux et n'ont plus jamais présenté de phénomène de ressort. On ne peut guère souhaiter d'observations plus concluantes et plus en faveur des expériences de Blum et Marcano, sur le mouvement de ressort par hypertrophie tendineuse sans rétrécissement concomitant de la gaine.

Nous n'avons plus maintenant à redouter l'argument de Carlier, à savoir l'extrême rareté des tumeurs tendineuses et il reste fort à penser que, plus les interventions pour doigts à ressort se multiplieront, plus les exemples en deviendront fréquents ; ce sera du même coup une nouvelle phase pour l'étude de la pathologie tendineuse.

Quant à la nature intime des lésions du doigt à ressort et de la nodosité tendineuse en particulier, elle n'est point encore nettement établie; il reste à l'histologie de trancher le débat à la faveur d'autres opérations.

Il se tire pourtant une conclusion bien nette de toutes ces observations : c'est que les altérations vagino-tendineuses, suffisantes pour déterminer le phénomène du ressort, sont essentiellement variées; depuis la nodosité vraie jusqu'à la petite pelote par enroulement d'un tendon coupé, sans compter les replis du tendon, les tumeurs fibreuses du même tendon et les rétrécissements variés de la gaine avec ou sans tumeur de cette gaine.

Le siège de la lésion peut ainsi être varié : nous n'en voulons pour preuve que les observations de Lannelongue et de Carlier, où la tumeur siégeait dans le premier cas au-dessus, dans le second cas, au-dessous du pli interphalangien supérieur; que celle de Leisrink où elle siégeait à l'union des deux chefs du fléchisseur superficiel, enfin que le cas de M. Blum et les notres propres où elle existait au lieu d'élection, très près du rebord central de la gaine tendineuse. C'est encore la confirmation précise des belles expériences de Blum et Marcano.

Comment envisagerons-nous maintenant la pathogénie du doigt à ressort? Elle nous paraît simple et claire à établir et tenir tout entière en ces quelques mots : tout rétrécissement de la gaine tendineuse, et de cause quelconque, toute tumeur de la synoviale ou du tendon, placée à distance convenable d'un rebord de la gaîne normale ou anormale peut produire le phénomène du doigt à ressort.

TRAITEMENT.

Le traitement du doigt à ressort est des plus faciles, et donne des résultats très satisfaisants.

On doit l'envisager à deux périodes différentes. Au début, on se contentera de ce que l'on est convenu en thérapeutique chirurgicale d'appeler les moyens doux : nous avons nommé le repos et la révulsion, les frictions, le massage, et même l'électricité ; dans quelques cas les bains de mains ont donné de bons résultats ; on pourra donc aussi les essayer, soit seuls, soit combinés au massage.

Les cas d'amélioration, et même de guérison durable, avec disparition de la nodosité, par l'un quelconque de ces procédés, ou mieux par leur association bien comprise, sont assez nombreux pour que l'on soit autorisé, pour que l'on doive même y avoir recours pendant un temps suffisamment long, avant de prendre le bistouri. Guériront ainsi en effet, sans trop de difficulté, nombre de cas moyens, avec gêne fonctionnelle, douleur et ressort peu marqués ; beaucoup de cas plus sérieux bénéficieront aussi de cette thérapeutique anodine souvent dans d'assez larges proportions pour que le patient se contente de cette amélioration, et préfère le statu quo : conserver encore même longtemps son infirmité plutôt que de courir les risques, si légers soient-ils, d'une intervention essentiellement bénigne.

On voit donc qu'en définitive dans la classe aisée, chez les gens qui peuvent se soigner et se contenter quelque temps d'une main malhabile, la période chirurgicale fera défaut le plus souvent : l'intervention ne serait justifiée que dans une affection particulièrement rebelle et douloureuse, et chez un malade peu endurant.

Dans la classe ouvrière, on aura beaucoup plus souvent au contraire la main forcée : le malade aura hâte de guérir, parce que pour lui l'intégrité parfaite des mouvements de ses doigts est d'une importance capitale, et qu'il ne peut faire les frais d'un long traitement. C'était le cas de nos opérés, et le résultat nous a donné pleine satisfaction.

Quant à l'intervention, rien de plus simple, de plus facile, de moins dangereux : elle est à la portée du plus timide des praticiens, à la seule condition expresse qu'il soit rigoureusement antiseptique. Cette dernière condition, banale à force d'être répétée, est en effet d'une telle importance, que nous ne craignons pas de la répéter encore ici.

Ainsi donc, nettoyage parfait à la brosse et au savon du champ opératoire ; lavage à l'éther, et à la solution de sublimé au 1/1000 ou à la solution phéniquée forte. Asepsie parfaite des instruments et des mains de l'opérateur, et de son aide s'il en a un, car il n'est pas du tout nécessaire.

Anesthésie à la cocaïne : l'éther et le chloroforme sont tout à fait inutiles ; mais vu la susceptibilité particulière de certains malades, on peut être obligé d'y avoir recours.

L'opération proprement dite comprendra quatre temps :

1er TEMPS. — *Incision de la peau dans une étendue de*

3 à 4 centim., dont le milieu corresponde à la nodosité, et qui soit parallèle au tendon, puis mise à nu de la gaine et du tendon.

2ᵉ TEMPS. — *Exploration des tendons et de la gaine.* — Pour ce faire, on mettra le doigt dans la flexion, et l'on fera exécuter au malade ou l'on exécutera soi-même des mouvements de flexion et d'extension du doigt malade.

3ᵉ TEMPS. — Deux partis sont à choisir, selon les résultats déjà obtenus. Si l'on a trouvé une nodosité ou une tumeur tendineuse que l'on ne puisse exciser sans réséquer le tendon ; si l'on n'a trouvé qu'une gaine rétrécie, serrant fortement ce même tendon, il faut se contenter de débrider dans l'étendue de 2 à 3 millim. le rebord central de la gaine. A-t-on lieu au contraire de supposer, d'après le toucher, une tumeur intra-tendineuse énucléable sans dégâts, ou une lésion mal définie, il faut fendre la gaine, exciser la tumeur, ou traiter selon le cas, la lésion trouvée (suture d'un tendon coupé, v. obs. XXXIII), puis refermer la gaine. Si l'intervention était inefficace contre la lésion vagino-tendineuse, on pourrait quelquefois se trouver bien de laisser la gaine ouverte.

4ᵉ TEMPS. — *Suture en masse aux crins de Florence de la peau et du tissu sous-cutané. Pas de drain.*

Pansement sec à l'iodoforme ou au salol, légèrement compressif : il est mieux d'immobiliser pendant quelques jours le doigt opéré au moyen d'une gouttière plâtrée ou en gutta-percha toute prête, et appliquée sur le pansement.

Au bout de huit jours on pourra enlever les fils et faire un petit pansement au collodion, et commencer prudemment les mouvements passifs, puis les mouvements actifs du doigt.

Tel est, à notre avis, le traitement rationnel du doigt à ressort : mais nous répéterons encore que le traitement chirurgical a ses indications bien posées, et que c'est plutôt un traitement d'exception.

OBSERVATIONS

I. — **Observations de vrais doigts à ressort.** (ANCIENNE VARIÉTÉ TENDINEUSE.)

OBS. I. — (NOTTA. In *Archives générales de médecine*, 1850, 4e série, t. XXIV, p. 142.)

X..., couturière, âgée de 28 ans, d'une constitution molle, lymphatique, se présente à la consultation de l'hôpital Saint-Louis, le 9 juin 1849. Elle accuse dans les mouvements du doigt médius de la main droite une gêne qui l'empêche de travailler. Voici ce qu'un examen attentif nous permet de constater : lorsque tous les doigts de la main droite sont fléchis et que la malade veut les étendre, tous les doigts s'étendent complètement et avec facilité, excepté le doigt médius, chez lequel le mouvement d'extension commence un peu, mais se trouve bientôt arrêté. Le malade contracte alors énergiquement ses extenseurs, une sorte de détente brusque a lieu, comme si un obstacle venait d'être franchi et aussitôt l'extension complète du médius s'opère facilement; mais le plus souvent cet effort des extenseurs n'est pas suffisant, et le doigt reste dans la flexion; alors la malade avec l'extrémité du pouce de la même main, soulève un peu la dernière phalange du médius, la détente se fait, et le doigt se relève. Lorsqu'elle veut fléchir les doigts, le mouvement de flexion du médius commence un peu, puis elle éprouve une petite résistance, un petit temps d'arrêt, qui est toujours surmonté par la contraction des fléchisseurs, d'autant plus qu'elle a pris l'habitude, dans ce mouvement, de s'aider de l'annulaire, qui, s'accolant contre la face dorsale du médius, l'entraîne avec lui; une fois ce temps d'arrêt franchi, le reste du mouvement de flexion s'opère avec la plus grande facilité.

Si on applique un doigt à la face palmaire de la main sur le trajet du tendon fléchisseur du médius, on sent très distinctement, lorsque le doigt est fléchi, une nodosité à 3 centim. environ, au-dessous du pli digito-palmaire. Cette nodosité, du volume d'un petit pois, paraît s'arc-bouter contre un obstacle qu'elle franchit; lorsqu'on étend le doigt, on sent un mouvement de locomotion de cette nodosité, qui se rapproche du pli digito-palmaire, et n'en est plus éloignée que de 16 à 17 millimètres. Lorsqu'on dit à la malade de fléchir les doigts, on sent la nodosité revenir occuper la première position.

Toutes les articulations des doigts sont parfaitement libres : pas de douleurs sur le trajet du tendon, ni dans les mouvements, ni à la pression, pas de changement de couleur à la peau, pas de tuméfaction. Cette affection date de deux mois. Au début seulement la malade a ressenti quelques douleurs vagues, peu intenses, à la paume de la main et à la face palmaire de l'avant-bras; mais il n'y a eu ni rougeur, ni tuméfaction de ces parties. Elle n'a pas eu de piqûre, ni reçu de coup à la paume de la main; elle ne fait avec ses mains aucun travail pénible, elle n'a jamais eu de douleurs dans les jointures, la main gauche ne présente rien d'anormal dans les mouvements. (Compression dans la paume de la main, sur le trajet du tendon, avec un tampon de linge imprégné d'eau-de-vie camphrée.)

Le 12 juillet, la malade est à peu près dans le même état, on lui prescrit un vésicatoire volant dans la paume de la main, au niveau de la nodosité. Depuis ce jour, nous ne l'avons pas revue.

Obs. II. — (Notta. In *Archives générales de médecine*, 1850, 4e série, t. XXIV, p. 155.)

Marie Manger, domestique, âgée de 35 ans, se présente le 1er février 1850, à la consultation de l'hôpital St-Louis. Cette femme, d'une bonne constitution et habituellement d'une bonne santé, n'a jamais eu de douleurs dans les articulations; elle couche dans une antichambre qui n'est pas humide et qui est parquetée. Il y a quatre mois, sans cause appréciable, et pour la première fois, ses deux mains se tuméfièrent, mais la gauche plus que la droite : cette tuméfaction s'accompagnait de douleurs à la face palmaire des mains sur le trajet de la gaine du fléchisseur du pouce. En même temps elle fut prise, dans l'épaule gauche, d'une douleur peu vive d'abord et qui depuis a augmenté d'intensité. Le médecin qui lui donnait des soins à cette époque lui appliqua des sangsues sur le dos de la main gauche, puis le long du bord externe du premier métacarpien et du pouce, à deux reprises différentes (40 sangsues en trois fois). Elle vint à la consultation de l'hôpital St-Louis, où on lui prescrivit des cataplasmes sur les mains; elle en mit pendant six semaines, éprouva de l'amélioration; les mains désenflèrent, mais la douleur sur le trajet de la gaine du fléchisseur du pouce persista. Cette douleur a toujours été en augmentant, et aujourd'hui la malade est dans l'impossibilité de se servir de ses mains. Elle ne s'est point fait de piqûres, n'a jamais eu de panaris ni de mal aux mains avant le début de la maladie actuelle. Elle est domestique et son service est pénible; elle a néanmoins continué à le faire depuis le début de l'affection.

État actuel. — L'aspect des deux mains est normal : elles ne présentent ni rougeur, ni tuméfaction. Si on dit à la malade de fléchir le pouce gauche, elle le porte d'abord dans l'adduction, puis elle fait un effort très violent, une sorte de ressaut a lieu, la dernière phalange se fléchit brusquement sur la première : la malade dit alors que son doigt tombe. Si, pendant le mouvement, on applique le doigt sur la face palmaire du pouce, on a la sensation d'un ressaut, et au niveau du pli de l'articulation métacarpienne, on sent sur le tendon fléchisseur une petite nodosité qui semble passer sous une bride fibreuse. Ce passage, qui est très douloureux, et la résistance que la malade éprouve, ne lui permettent d'exécuter le mouvement de flexion qu'un très petit nombre de fois. Quand elle veut redresser la dernière phalange fléchie, le mouvement d'extension commence, bientôt il s'arrête brusquement, elle contracte alors énergiquement l'extenseur du pouce, une sorte de détente a lieu, un obstacle a été franchi, et l'extension s'achève : en même temps on a senti la nodosité dont j'ai parlé passer au-dessus de la bride fibreuse. Sur tout le trajet de la face palmaire du pouce, il y a de la douleur à la pression, mais celle-ci est beaucoup plus vive sur la nodosité au niveau de l'articulation métacarpo-phalangienne ; le reste de la gaine sur l'éminence thénar n'est pas douloureux à la pression. Pour le pouce droit, le même phénomène a lieu exactement de la même manière, seulement à un degré un peu moindre; ainsi le temps d'arrêt est moins marqué, la nodosité moins volumineuse et la douleur à son niveau, dans les mouvements, moins vive ; néanmoins on sent très bien la nodosité exactement dans le même point qu'au pouce gauche, la pression détermine la même douleur que du côté opposé.

Tous les autres doigts de chaque main se fléchissent bien et sans douleur, les avant-bras ne sont pas douloureux. (Vésicatoire volant sur l'éminence thénar et sur la face palmaire de chaque pouce.)

Le 9 février. Même état. (Nouveaux vésicatoires volants.)

Le 18. Les vésicatoires n'ont amené aucun soulagement. La malade se décide à entrer à l'hôpital. On lui applique de nouveaux vésicatoires volants.

Le 28. Les vésicatoires sont secs. La malade n'a éprouvé aucune amélioration, la douleur a même augmenté dans les mouvements et elle ne peut plus fléchir ses pouces; elle se plaint de souffrir dans l'épaule gauche lorsqu'elle fait des mouvements. (Julep avec 30 gouttes de teinture de colchique.)

Le 4 mars. Depuis hier, elle se plaint de souffrir davantage à la face palmaire des pouces : douleur très vive à la pression, au niveau de la nodosité. Par la même pression, on ne développe aucune douleur sur la face dorsale des pouces, les mouvements de flexion sont très douloureux et presque impossibles. (6 sangsues à la face palmaire de chaque pouce.)

Le 9. Même état. (Lotions laudanisées, cataplasmes.)

Le 16. Elle est à peu près dans le même état que lors de son entrée, cependant les mouvements des pouces sont un peu plus difficiles. Elle quitte l'hôpital.

OBS. III. — *Doigt à ressort. Nodosités dans les gaines des tendons fléchisseurs des doigts.* (NÉLATON. In *Gazette des hôpitaux*, 17 mars 1855 et in *Pathologie externe* de Nélaton, 1859, t. V, p. 953.)

Mme X..., piqueuse, âgée de 45 ans, d'un tempérament lymphatique, jouissant d'une assez bonne santé, et mère de cinq enfants, entre le 6 mars à la Clinique pour se faire traiter d'une gêne dans les mouvements des doigts de la main droite. Elle raconte qu'il y a huit ans elle s'est aperçue pour la première fois que par moments les mouvements du doigt annulaire de la main droite n'étaient pas complètement libres, mais elle n'y a pas fait attention. Il y a six semaines environ cette gêne a augmenté, elle s'est étendue au pouce du même côté ; les mouvements de ce doigt étaient un peu douloureux. La malade consulta un médecin, qui, croyant à une affection rhumatismale, conseilla des moyens appropriés ; mais ceux-ci restèrent sans résultat, et le mal ayant fait des progrès, elle entra à l'hôpital des Cliniques, et on constata l'état suivant :

La main ne présente *aucune altération appréciable à la vue*, mais lorsque les doigts de la main droite sont fléchis, si la malade veut les étendre, le mouvement d'extension se fait bien et facilement pour tous les doigts, excepté pour l'annulaire et le pouce. Pour ces derniers, le mouvement d'extension commence d'abord à se faire jusqu'à un certain degré, *puis s'arrête tout à coup;* si la malade persiste à contracter les extenseurs, ou si avec l'autre main, ou avec le doigt voisin elle vient en aide au doigt malade, il se fait un mouvement brusque comme s'il y avait un ressort et comme si un obstacle venait d'être franchi ; l'extension devient alors complète. On observe le même phénomène pendant la flexion. Après un exercice un peu prolongé d'extension et de flexion, les mouvements brusques diminuent d'intensité et même disparaissent pour reparaître après un instant de repos.

L'exploration attentive de la main fait constater la présence d'un corps du volume *d'un petit pois* situé à la base de chacun de ces deux doigts, au niveau de l'articulation métacarpo-phalangienne, et sur le trajet des tendons fléchisseurs.

Ces corps sont lisses et présentent la consistance d'un cartilage ; ils sont roulants sous le doigt qui les presse. Pendant les mouvements d'extension et de flexion, on sent ces corps s'arrêter brusquement ; puis, si l'effort continue, exécuter un mouvement brusque et rapide comme s'ils venaient de franchir un obstacle.

Ces corps paraissent siéger dans la gaine des fléchisseurs. Nous pensons qu'ils sont analogues aux corps flottants des articulations et le résultat d'une inflammation et d'un épaississement du tissu cellulaire sous-synovial, qui se rétrécit sur un point et s'isole. L'obstacle que ces corps rencontrent pendant les mouvements des doigts est constitué par les arcades fibreuses qui siègent sur la face palmaire des doigts.

Traitement. — Vésicatoires. Eau-de-vie camphrée. Alcool. Ces moyens n'ayant amené aucune amélioration, Nélaton propose à la malade une opération, consistant dans l'incision sous-cutanée de l'arcade fibreuse palmaire, mais la malade refuse, préférant garder son infirmité.

OBS. IV. — *Pouce droit. Fatigue professionnelle. Traitée par des révulsifs. Guérison.* — (Menzel, Schnellender Finger, in *Centralblatt für Chirurgie*, 29 août 1874, p. 337.)

Marie F..., 42 ans, brodeuse, originaire de Trieste, a souffert l'hiver dernier de douleurs rhumatismales des extrémités inférieures.

Il y a deux mois, en brodant, elle ressentit brusquement au niveau de l'articulation métacarpo-phalangiennne du *pouce droit*, une douleur telle qu'elle crut s'être piquée, et si violente que la malade se mit à crier. Un examen minutieux ne permit cependant pas de découvrir aucune trace de piqûre. A partir de ce jour la douleur ne rétrocéda plus. Jour et nuit cette sensation de piqûre persistait à un degré d'acuité variable. Quatorze jours après se développa le ressaut du pouce pendant la flexion, laquelle n'était pas toujours possible.

État actuel. — La flexion de la dernière phalange du pouce s'exécute aisément jusqu'à un angle de 150°. Elle rencontre alors un obstacle, et si l'on veut augmenter le degré de flexion, soit passivement, soit activement, la dernière phalange du pouce s'échappe, se fléchit alors brusquement en produisant un bruit de craquement, et s'arrête à un angle de 90°. Si, le pouce une fois fléchi, on essaie de le redresser, on obtient le même phénomène de ressaut, le pouce se redresse partiellement et brusquement. La modalité du phénomène est toujours identique à elle-même, qu'on le produise par des mouvements soit actifs, soit passifs.

La malade, de même d'ailleurs que tous ceux qui l'avaient examinée, plaçait le siège du ressaut et du craquement dans l'articulation interphalangienne ; mais on ne découvre rien d'anormal à ce niveau : pas de tuméfaction et indolence absolue, même avec une forte pression. En revanche, on constate au niveau de l'articulation métacarpo-phalangienne l'existence d'un point extrêmement douloureux situé sur le trajet du tendon fléchisseur. On y trouve une nodosité allongée, dure, immobile, de la grosseur d'une lentille, et qui semble être la cause des douleurs ressenties par la malade. On trouve au pouce gauche une nodosité semblable, siégeant exactement au même niveau, mais cette nodosité n'est pas douloureuse.

Le traitement a consisté en manuluves et badigeonnages iodés. Le phénomène du ressort disparut en quelques jours, mais la douleur persiste et la malade ne peut pas songer à reprendre son travail.

Obs. V. — *Pouce droit à ressort. Traumatisme. Amélioration.* — (Blum. Du doigt à ressort. In *Archives générales de médecine*, 1882, t. I, p. 513.)

Mme X..., âgée de 50 ans, sans antécédents rhumatismaux et d'une bonne santé habituelle, vient me consulter en octobre 1879 pour une affection du pouce droit.

Le 15 mai, en voulant ouvrir une fenêtre, à la suite d'un effort violent, elle sentit dans le pouce une douleur intense qui dura pendant deux mois. Au bout de ce temps, un jour qu'elle écrivait il se produisit subitement dans l'articulation interphalangienne un craquement perceptible à l'oreille.

Actuellement, lorsque la malade essaye de fléchir la dernière phalange du pouce, elle l'amène sans difficulté jusqu'à 145° environ; là le mouvement subit un arrêt et la malade est obligée de faire un effort pour terminer la flexion. On observe alors, dans l'articulation de la première et de la deuxième phalange, un ressaut brusque qu'on ne saurait mieux comparer qu'à celui que l'on produit lorsque l'on ferme un couteau à ressort. La deuxième phalange se place à angle droit sur la première et ne peut plus se mettre dans l'extension par la simple volonté de la malade. On perçoit même à distance un claquement sec; la malade accuse à ce moment des douleurs très violentes, elle a eu des sueurs froides, quelquefois même des syncopes.

Pour redresser la phalange, la malade se sert de la main gauche ou bien s'asseoit sur son pouce. Cette réduction se fait également d'une manière brusque, avec un bruit sec, et il ne reste qu'un peu de fourmillement et d'engourdissement qui ne tardent pas à disparaître.

Il n'existe pas de douleur spontanée ou à la pression au niveau de l'articulation interphalangienne qui est absolument libre de ses mouvements. Mais la malade accuse une douleur très vive quand on comprime l'articulation métacarpo-phalangienne. Les extrémités osseuses formant cette articulation sont épaissies et donnent au compas d'épaisseur 24 millimètres au lieu de 21 qu'on trouve du côté sain. *A la face antérieure et supérieure de la première phalange, on constate l'existence d'un corps dur, mobile, du volume d'une lentille.*

Le massage, les bains de vapeur amènent une amélioration notable. Au bout de deux mois cependant les mouvements restent douloureux et la malade, pour les accomplir, est obligée de fixer son métacarpien contre le reste de la main.

Obs. VI. — *Doigt à ressort de l'annulaire de la main droite. Rhumatisme antérieur. Traitement par les révulsifs. Guérison.* — (Maurice Notta. Le doigt à ressort. In *Union médicale*, 1884, t. I, p. 949.)

Ch..., âgé de 68 ans, homme d'équipe au chemin de fer, a des rhumatismes depuis un an, et, depuis dix mois, il a été obligé de cesser tout travail. Il est en traitement depuis plusieurs semaines à l'hôpital de Lisieux (service de M. Notta) où il est soigné pour une hydarthrose du genou. Un matin, à la visite (4 décembre 1882), il se plaint d'éprouver depuis dix jours le phénomène suivant : lorsqu'il étend les doigts de la main droite après les avoir fléchis, le doigt annulaire ne suit pas le mouvement des autres doigts et reste dans la flexion, il est obligé de le relever avec son autre main; il éprouve une sorte de *déclanchement*, et le mouvement d'extension s'achève seul. On sent au niveau du pli palmaire inférieur une petite nodosité, située sur le tendon du fléchisseur et qui est le siège d'une douleur assez vive au moment du ressaut qu'elle produit. Il n'y a pas d'arrêt dans la flexion et pas de douleur. A la pression, cette nodosité est sensible et un peu douloureuse. C'est surtout le matin que se manifeste le phénomène que nous venons de décrire; dans la journée, le mouvement d'extension est plus facile et le temps d'arrêt se produit plus rarement. Le doigt a son aspect normal et n'est pas gonflé. Nous faisons appliquer sur la paume de la main des compresses trempées dans de l'alcool pur.

Le 11 décembre nous constatons les modifications suivantes : la nodosité qu'on sent encore est toujours sensible à la pression ; le phénomène de l'arrêt dans l'extension du doigt annulaire ne se produit plus depuis deux jours, mais la flexion est devenue difficile pour l'annulaire et le médius, et le malade ne peut plus serrer son couteau suffisamment pour couper son pain ; les autres doigts sont libres.

Le 30. On ne sent plus la nodosité, mais la douleur persiste au niveau du point qu'elle occupait, et le malade ne peut plus plier le doigt annulaire (vésicatoire volant, loco dolenti).

A la suite de ce vésicatoire, la douleur a disparu, et aujourd'hui les mouvements des doigts sont parfaitement libres, la flexion et l'extension se font normalement et il n'y a plus ni nodosité ni douleur.

OBS. VII. — *Doigt à ressort. Pouce gauche. Fatigue professionnelle. Guérison.* — (MAURICE NOTTA. In thèse CARLIER. *Le doigt à ressort*, Paris, 1889, obs. III, p. 164.)

Mme D..., 70 ans; d'une bonne santé habituelle, n'a jamais eu de rhumatisme. Après s'être livrée avec assiduité à un travail de broderie, sur une étoffe dure, elle éprouva à la suite de ce travail une grande fatigue dans le pouce gauche, avec la face palmaire duquel elle poussait l'aiguille de bas en haut, et elle vit se développer l'infirmité suivante : les mouvements du pouce sont légèrement douloureux et de temps en temps, lorsque le mouvement de flexion de la première phalange s'accentue, la malade perçoit un ressaut brusque et elle ne peut plus redresser son pouce. Elle est alors obligée de relever la première phalange fléchie, avec l'autre main, et ce mouvement ne peut se faire sans douleur. On sent une petite nodosité située sur le tendon fléchisseur à un centimètre au-dessus du pli palmaire, compris entre la première et la deuxième phalange. Cette nodosité est sensible à la pression, et quand nous vîmes la malade pour la première fois (juin 1882), cet état durait depuis trois mois.

Un mois après, la malade est toujours dans le même état. Il y a toujours de la sensibilité à la pression, au niveau de la nodosité; le reste du tendon est indolent. *Au moment de l'extension brusque de la dernière phalange*, la malade accuse de la douleur, non point au niveau de la nodosité, mais au niveau de l'articulation des deux phalanges du pouce. La malade refuse de suivre tout traitement. A la fin de juillet, elle part pour Enghien, et quand nous la revoyons, le 20 octobre, nous constatons une amélioration notable. La malade s'est reposée à Enghien, où elle a pris les eaux et suivi un traitement local, consistant en douches sur la main et sur le pouce. On sent encore la nodosité et il y a encore un léger ressaut à chaque mouvement de flexion et d'extension, mais il n'y a plus de temps d'arrêt. Les douleurs ont beaucoup diminué.

Nous revoyons la malade le 15 janvier 1883 et nous constatons une guérison complète. Il n'y a plus de nodosité, plus de temps d'arrêt. Les mouvements sont libres et les douleurs ont disparu complètement.

OBS. VIII. — *Doigt à ressort de l'annulaire de la main gauche. Guérison spontanée.* — (MARCANO. Du doigt à ressort. In *Progrès médical*, 1884, nº 16, 17, 19, p. 303, 321 et 366.)

Mme X..., âgée de 60 ans, sans antécédents de famille, a toujours joui d'une bonne santé. Elle n'a jamais eu d'accident rhumatismal, ni aucune autre manifestation diathésique, ni aucune affection inflammatoire des doigts de la main. Elle travaille à la broderie depuis nombre d'années. Son travail consiste à passer une aiguille à travers une toile tendue horizontalement. L'aiguille, introduite par la main droite, est reçue par la main gauche qui, placée au-dessous de la toile, la fait ensuite repasser de l'autre côté, c'est-à-dire que les deux mains travaillent autant l'une que l'autre et qu'elles ne sont soumises à aucun frottement.

Pendant les mois de février et mars 1879, Mme X... eut un surcroît de de travail qui amena une grande fatigue. En avril de la même année, elle éprouva un engourdissement dans l'annulaire de la main gauche; il s'étendait tout le long de l'avant-bras et la forçait par moments à renoncer au travail. Aussitôt après se sont présentés les phénomènes du ressort. Les mouvements de la main n'étant pas devenus pour cela complètement impossibles, la maladie fut négligée. Son état ayant persisté, la malade nous consulte en janvier 1880. Elle prétend qu'actuellement les symptômes sont absolument les mêmes qu'au début, et qu'une fois la maladie déclarée, elle est demeurée stationnaire, sans aggravation et sans amélioration.

Voici quel est son état actuel (février 1880) : au premier aspect, les doigts étant tendus, on ne trouve aucune différence entre la main droite et la main gauche. Si la malade veut fléchir les doigts de la main gauche, tous exécutent le mouvement, excepté l'annulaire. Celui-ci, après avoir fléchi sa première phalange, éprouve un mouvement d'arrêt. Les efforts de volonté persistant, l'arrêt est vaincu subitement et le doigt tombe brusquement avec une violence toute mécanique sans que cependant aucune douleur ne survienne.

L'extension ne se fait jamais spontanément. Quels que soient les efforts de la malade, l'annulaire resterait éternellement fléchi, si elle ne lui venait en aide, en le guidant directement avec la main droite. Au moment où le doigt s'étend, on constate le ressaut et la projection violente qui se produisent pendant la flexion, mais avec plus d'intensité.

Les autres doigts sont complètement sains.

L'exploration de la face palmaire de la main révèle, à 2 centimètres au-dessus du pli digito-palmaire, une nodosité de la grosseur d'un petit pois qui soulève légèrement la peau à ce niveau. Elle est indépendante des téguments que l'on peut faire glisser facilement sur elle, et se trouve manifestement située sur le fléchisseur qu'elle accompagne dans tous ses mouvements. Simultanément au brusque ressaut qui se produit pendant la flexion, on sent que la saillie s'arrête d'abord, puis glisse subitement sous le doigt explorateur. L'extension permet de constater mieux encore que la nodosité, au moment du ressaut, vient arcbouter un obstacle, dont la résistance finit par être vaincue, mais le mouvement est tellement rapide, qu'il est impossible de le préciser davantage. La nodosité est un peu douloureuse au toucher; elle ne l'est pas pendant les mouvements. En examinant attentivement l'annulaire et les articulations inter-phalangiennes, on ne découvre nulle part ni douleur ni gonflement.

Nous engageons la malade à ne suivre aucun traitement, ce qu'elle accepte sans difficulté, n'éprouvant aucune souffrance réelle et pouvant mettre tout travail de côté. Cette heureuse circonstance nous a permis de suivre la marche naturelle du doigt à ressort.

14 janvier 1882. La maladie avait persisté jusqu'à hier sans aucune modification. En se levant, la malade s'aperçoit ce matin, tout à coup, que le ressort a disparu. Il est certain que la guérison s'est faite subitement, et que le ressort a été constaté la veille, au moment où la malade se mettait au lit. Aujourd'hui nous ne pouvons plus le produire, même en faisant exécuter aux doigts des mouvements assez prolongés pour entraîner un certain degré de fatigue. La nodosité existe encore, mais ne présente plus de douleur.

23 septembre. La guérison s'est maintenue; il n'y a pas eu de tendance à la récidive, quoique aucune précaution n'ait été prise pour l'éviter. Tous les mouvements des doigts ont repris leur liberté. La petite nodosité est diminuée d'un tiers, mais on la retrouve toujours. Elle est du reste complètement indolente.

Novembre 1893. Nous venons de revoir la malade. Elle a presque oublié son ancienne maladie. A la place de la nodosité, on constate à peine un léger épaississement.

Obs. IX. — *Doigt à ressort du médius droit. Fatigue fonctionnelle (pianiste). Guérison en un mois par le massage.* — (Anton Bum. *Zeitschrift für Therapie*, 15 avril 1885, p. 57.)

Anna A..., 38 ans, pianiste, constata, il y a quelques semaines, une certaine raideur du médius droit lorsqu'elle jouait du piano. La malade fut adressée au Dr Anton Bum, le 1er mai 1884. L'affection datait de cinq semaines environ, pendant lesquelles Anna A..., avait été forcée d'abandonner sa profession.

La malade pouvait fléchir tous les doigts de la main droite, sauf le médius qui s'arrêtait toujours à un angle de 120° et dont la flexion ne pouvait être complétée qu'avec l'aide de la main gauche ou en appuyant la face dorsale du doigt contre un plan résistant quelconque.

On trouve, à la face palmaire de l'articulation métacarpo-phalangienne, une petite nodosité, de la grosseur d'une lentille, dure et légèrement douloureuse à la pression.

Lorsqu'on comprime ce nodule perpendiculairement à l'axe longitudinal du doigt, celui-ci ne réagit pas ; mais vient-on à presser sur ce nodule dans une direction parallèle à l'axe longitudinal du doigt, et à la façon dont on tirerait un verrou, aussitôt la flexion a lieu brusquement et en faisant entendre un craquement.

Il m'a semblé que la cause était ici un épaississement du fléchisseur profond à l'endroit où il perfore le fléchisseur superficiel.

Comme traitement : massage.

La guérison fut obtenue après quatre semaines de traitement. Au bout de quatre mois survient une légère récidive, dont le massage triompha encore en neuf séances.

II. — **Observations de faux doigts à ressort.** (ANCIENNE VARIÉTÉ ARTICULAIRE.)

OBS. X. — *Orteil à ressort. Nécropsie. Variété articulaire.* — (KONIG. Résumée in thèse de CARLIER. *Le doigt à ressort.* Paris 1889, obs. CI, p. 245.)

König faisant un jour l'examen d'un orteil qu'il venait d'amputer, vit le phénomène du ressort se produire. Ouvrant alors l'articulation, il constata, sur la partie latérale de la surface articulaire de la première phalange, l'existence d'une saillie qui détruisait l'harmonie de contact entre les surfaces articulaires de la première phalange et de la deuxième. Dans les mouvements, cette saillie écartait les surfaces articulaires l'une de l'autre, il en résultait, à un certain moment de la flexion, une tension des ligaments latéraux.

Le mouvement se continuant, il arrivait un moment où cette saillie articulaire cessait d'être le pivot du mouvement, les surfaces articulaires « reprenaient le contact »; il en résultait une détente qui s'accompagnait du phénomène du ressaut. Même ressaut pendant l'extension.

OBS. XI. — *Orteil à ressort obtenu après la dissection d'un orteil à marteau. Origine articulaire.* — (WALTHER. In *Bulletin de la Société anatomique,* 1886, résumée.)

M. Walther, prosecteur à l'amphithéâtre des hôpitaux de Clamart, trouva, sur un sujet de l'amphithéâtre des hôpitaux, un orteil à marteau qui, après dissection, présenta le phénomène du ressort. Il n'y avait aucune lésion des tendons; mais les surfaces articulaires de l'articulation phalango-phalanginienne présentaient *de grosses lésions d'arthrite.* Le tissu de néoformation avait formé sur l'extrémité antérieure de la première phalange une espèce de barre transversale. C'était cette barre transversale qui constituait l'arrêt qu'éprouvait dans son mouvement de *flexion la phalangine,* d'où l'existence de l'orteil à ressort. La partie de la surface articulaire de la phalange, située au-dessus de cette barre, s'avançait plus en avant que la partie inférieure de cette même barre.

Obs. XII. — *Doigt à ressort du médius droit. Biopsie ; pas de lésions des tendons. Variété articulaire par altération des ligaments.* — (Steinthal. Uber den mechanismus der schnellenden Finger. *Centralblatt für Chirurgie,* 1886, n° 20, p. 497.)

Femme de 48 ans. A eu il y a quatre ans un panaris du médius droit, à la suite duquel survint peu à peu une courbature du doigt, qui finit par s'ankyloser à angle droit. L'ankylose siégeait dans les deux articulations interphalangiennes. Elle ne pouvait être réduite même pendant le sommeil chloroformique. On dut sacrifier le doigt en faisant la désarticulation intermétacarpo-phalangienne, et on fit l'examen anatomique de ce doigt.

Je sectionnai d'abord le tendon fléchisseur au niveau de l'articulation ankylosée, celle-ci recouvra alors la liberté de ses mouvements, mais ceux-ci s'accompagnaient d'un ressaut.

Un examen plus minutieux démontra que le ressaut se produisait surtout dans la première articulation interphalangienne et était sous la dépendance des ligaments latéraux. L'insertion de ces ligaments à la base de la seconde phalange, du côté palmaire, était élargie. Lorsqu'on fléchissait lentement le doigt, les fibres des ligaments latéraux se tendaient de plus en plus. Dès que la flexion avait atteint 45°, la tension était à son maximum. Si l'on fléchissait davantage, les points d'insertion des ligaments commençaient à se rapprocher et leur tension était remplacée par un mouvement rapide de flexion. Même mécanisme dans l'extension.

C'est dans cette alternative de tension et de détente des ligaments latéraux qu'il faut rechercher la cause principale de ressaut.

Sur ma préparation, je n'ai constaté rien d'anormal du côté des surfaces articulaires.

Obs. XIII. — *Doigt à ressort de l'annulaire gauche. Nécropsie. Variété articulaire par altération des ligaments.* — (Œttinger. In thèse de Carlier. *Le doigt à ressort.* Paris, 1889, obs. CII, p. 246.)

Nicolas L..., 56 ans, cordonnier, entre le 3 février 1880 à l'hôpita Laënnec, salle Malgaigne, n° 3, service du Dr Nicaise.

Cet homme fut admis à l'hôpital pour une tumeur blanche de l'articulation radio-carpienne gauche. Il nous est impossible de dire si ce malade présentait, pendant la vie, à l'annulaire gauche, les symptômes du doigt à ressort. Le malade n'ayant pas appelé l'attention sur son doigt, personne n'en fit l'examen.

Quoi qu'il en soit le malade mourut le 1er janvier 1881. On fit son autopsie, on constata à l'articulation radio-carpienne gauche toutes les lésions caractéristiques de la tumeur blanche ; on constate en outre :

Que la flexion *des trois derniers doigts de la main gauche* était impossible. On constata, sur le ligament glénoïde de l'auriculaire, la présence d'un petit ostéophyte.

Le doigt annulaire gauche présente le phénomène du doigt à ressort. Les ligaments latéraux sont rétractés, le ligament glénoïdien semble également rétracté. Une incision amène un écartement des deux moitiés du ligament. Au niveau du médius les ligaments latéraux et le glénoïdien sont rétractés à tel point que toute flexion sur le métacarpien correspondant est impossible.

OBS. XIV. — *Doigt à ressort de l'annulaire. Nécropsie. Variété articulaire.* — (VILLAR. Dissection d'un doigt à ressort. In *Bulletin de la Société anatomique*, 5 juillet 1889, p. 463.)

Sur un sujet (femme) de 24 ans environ, servant aux exercices de médecine opératoire, pendant l'été 1887, nous avons pu constater que le doigt annulaire présentait dans son fonctionnement les phénomènes dits du doigt à ressort : en effet, la flexion de la deuxième phalange sur la première et de celle-ci sur le métacarpien s'exécutait d'une façon à peu près normale ; mais, laissait-on le doigt libre, dans cette position, la deuxième phalange restait fléchie sur la première. Cherchant alors à redresser le doigt ainsi fléchi, on sentait que le mouvement d'extension se trouvait un peu entravé et qu'il fallait une certaine force pour vaincre la résistance qui s'opposait à l'extension ; ajoutons que le passage de la flexion à l'extension se faisait brusquement.

Nous avons plusieurs fois répété cette expérience, et le résultat a toujours été le même.

La dissection du doigt que nous avons pratiquée avec grand soin ne nous a pas révélé les lésions généralement attribuées au doigt à ressort :

Les tendons extenseurs et fléchisseurs étaient normaux; les ligaments de l'articulation de la première avec la deuxième phalange n'offrait aucune altération appréciable; enfin les tissus péri-articulaires étaient tout à fait sains.

Par contre, la tête de la première phalange était, à sa partie postérieure, un peu plus volumineuse que celle des autres doigts.

Ainsi donc, le phénomène du doigt à ressort semble dû, dans ce cas particulier, à une disposition spéciale des surfaces articulaires; il s'agissait ici d'une variété de doigt à ressort d'origine osseuse.

Telle est la conclusion que nous pouvons tirer de notre examen anatomique.

OBS. XV. — *Pouce droit à ressort. Rhumatisme. Guérison.* — (POIRIER. In thèse de CARLIER. *Le doigt à ressort.* Paris, 1889, obs. XXI, p. 195.)

Mme M..., femme de ménage, me montre un jour par hasard, à la campagne, son pouce droit qui présente le phénomène particulier du doigt à ressort. Elle raconte que, pendant longtemps, elle a souffert au niveau de l'articulation métacarpo-phalangienne de ce doigt, particulièrement lorsqu'elle faisait une journée au lavoir (fatigue fonctionnelle, Carlier). J'examine l'articulation et je remarque que les extrémités osseuses présentent une hypertrophie notable; d'ailleurs, tous les autres doigts et leurs articulations sont plus ou moins déformés, noueux. Je cherche en vain une nodosité accompagnant les mouvements du tendon, je ne puis en sentir d'une façon nette, tant l'articulation est déformée dans son ensemble. Je n'ai jamais revu cette malade, mais j'ai appris que le phénomène de ressaut s'était à peu près atténué, puis avait complètement disparu.

OBS. XVI. — *Doigt à ressort de l'index, du médius et de l'annulaire de la main droite. Variété articulaire rhumatismale.* — (CARLIER. *Le doigt à ressort.* Thèse de Paris, 1889, obs. C, p. 244.)

Auguste L..., 46 ans, vu à l'hôpital de la Charité, salle Vulpian, n° 3. Exerce la profession de garçon de salle dans un restaurant. Mère âgée de 72 ans, bien portante. Père âgé de 82 ans, souffrait depuis longtemps de douleurs lombaires (?).

L... a un frère âgé de 24 ans, qui est fortement rhumatisant. Notre malade est un rhumatisant avéré, la plupart de ses grandes articulations, sont sérieusement enraidies et laissent percevoir de gros craquements pendant les mouvements, il en est de même de celle du coude droit. Les articulations des doigts offrent les déformations caractéristiques du rhumatisme chronique, doigts effilés, à peau luisante, déformés, bosselés, déjetés vers le bord cubital de la main.

Le malade fait remonter à un an environ l'apparition du phénomène du ressort dans les mouvements de l'un des doigts de la main droite.

Actuellement (janvier 1889) l'index, le médius et l'annulaire de la main droite présentent à un degré plus ou moins prononcé, les symptômes *atténués* du doigt à ressort, mais pendant la flexion seulement; l'extension se fait normalement pour tous les doigts ; c'est à l'index que le ressaut est le plus marqué, puis vient le médius, et enfin l'annulaire qui ne présente que d'une façon bien intermittente le phénomène du ressaut.

La flexion de ces doigts produit, en même temps qu'a lieu le ressaut, un craquement sec, ténu, perceptible à distance, très nettement perçu pendant les mouvements de l'index, moins appréciable pour le médius, et manquant absolument ou à peu près à l'annulaire. Ce craquement, de même que le ressaut, ne se produit pas dans les mouvements d'extension ; ni ressaut, ni craquement n'ont lieu dans les mouvements passifs des doigts.

Nous nous sommes assuré à plusieurs reprises que le ressaut se produisait dans l'articulation de la première phalange avec la deuxième. Ajoutons que les mouvements, pas plus que le ressaut, ne sont nullement douloureux.

Malgré une palpation très minutieusement faite, nous n'avons pas constaté quoi que ce soit qui pût nous faire admettre l'existence d'une nodosité, et nous affirmons qu'il n'en existe pas chez ce malade. Ainsi que nous l'avons dit plus haut, les doigts sont déformés, les extrémités osseuses articulaires sont tuméfiées, noueuses, et indolentes même à une palpation prolongée. On sent des craquements articulaires pendant les mouvements des doigts. Dans la paume de la main, nous avons constaté au niveau des tendons fléchisseurs des deux annulaires, l'existence de brides aponévrotiques d'ailleurs peu accusées.

Nous avons donc bien affaire ici à la variété articulaire du doigt à ressort; qu'on compare cette description avec une observation de doigt à ressort idiopathique, et l'on verra qu'il n'y a aucune analogie à établir comme aspect général de la maladie.

Obs. XVII. — *Doigt à ressort latéral. Arthrite déformante. Subluxation en dedans et en avant de l'articulation métacarpo-phalangienne de l'annulaire et de l'auriculaire droits.* — (Stcherbatcheff. *Contribution à l'étude du doigt à ressort. Théorie articulaire. Variété synoviale.* Thèse de Paris, obs. I, p. 59.)

Pauline D..., 27 ans, domestique. A 20 ans, elle eut, dit-elle, une fièvre typhoïde (?) avec un rhumatisme articulaire aigu généralisé, dont elle a gardé un souffle d'insuffisance mitrale que nous avons parfaitement constaté.

Un an après, elle entre dans une filature de coton, malgré la persistance d'un rhumatisme subaigu, avec gonflement des pieds, des genoux et des mains, qui d'ailleurs ne l'a jamais entièrement abandonnée.

Les antécédents héréditaires sont nettement entachés d'arthritisme.

État actuel. — L'ensemble des doigts de la main droite est à demi fléchi sur le plan des métacarpiens, et chacun est porté fortement en adduction, formant avec le métacarpien correspondant un angle obtus ouvert en dedans. L'adduction est surtout prononcée pour l'annulaire et l'auriculaire. Sur ces deux doigts on remarque que la glène phalangienne a abandonné presque complètement la tête métacarpienne pour se reporter en dedans et en avant. Pour peu que l'on exagère ce mouvement, les surfaces articulaires s'abandonnent complètement ; mais, laissées à elles-mêmes, les phalanges reviennent immédiatement et brusquement à leur état de subluxation, comme si elles étaient mues par un ressort ; un craquement est alors perçu à distance.

Les articulations métacarpo-phalangiennes sont manifestement hypertrophiées et dirigées vers le bord radial.

Les mouvements sont accompagnés de craquements et d'une douleur supportable.

S'il faut en croire la malade, il y a six ans, après son rhumatisme articulaire aigu, les quatre derniers doigts de la main droite présentaient le ressaut à la flexion ou à l'extension, avec de violentes douleurs, sueurs froides et craquements.

Aujourd'hui on ne constate le phénomène du ressort (latéral), qu'aux deux derniers doigts, et les douleurs sont très modérées.

La malade accuse, à la suite d'une marche tant soit peu longue, du gonflement et des douleurs aux deux pieds, au pied gauche surtout qui a une tendance marquée au valgus.

Un durillon allongé sur son bord interne en est la preuve.

Obs. XVIII. — *Poignet à ressort. Atrophie du membre supérieur.* — (Stcherbatcheff. *Contribution à l'étude du doigt à ressort. Théorie articulaire. Variété synoviale.* Thèse de Paris, 1890, obs. II, p. 61.)

Le jeune S..., âgé de 16 ans, eut vers l'âge de 5 ans une paralysie infantile, ayant débuté brusquement par une attaque apoplectiforme, suivie d'hémiplégie du membre supérieur et du membre inférieur gauches. Six mois après, le membre inférieur récupérait ses mouvements, tandis que le bras et l'avant-bras étaient graduellement envahis par l'atrophie.

Actuellement on constate, outre l'atrophie de tout le membre supérieur, une déformation notable du squelette de l'avant-bras qui est incurvé en dedans. L'extrémité inférieure du radius descend beaucoup plus bas qu'elle ne devrait, si la proportion relative des deux os était restée normale.

Les mouvements d'élévation du bras et la flexion de l'avant-bras sur le bras sont impossibles.

L'électrisation, pratiquée par M. le Dr Paul Richet, n'a révélé aucune trace des muscles fléchisseurs à la partie antérieure de l'avant-bras, mais le muscle court supinateur est resté assez puissant.

L'avant-bras est dans une attitude de pronation. Si l'on essaie de faire exécuter le mouvement de supination, il y a commencement d'exécution, puis arrêt, et il faut une certaine violence pour que la supination s'achève brusquement avec la rapidité d'un ressort. La main qui expérimente a la sensation très nette d'un obstacle vaincu, au niveau de l'articulation radio-cubitale inférieure.

Il y là certainement, une conformation particulière soit de la tête cubicale, soit de la cupule radiale, grâce à laquelle l'attitude de pronation est maintenue en l'absence des muscles pronateurs, et malgré l'énergie et la persistance d'action non contre-balancée du court supinateur.

Nous avons constaté également le phénomène du ressort au niveau de l'articulation phalango-phalangienne du médius du même côté.

Obs. XIX. — *Genou à ressort.* — (Delorme. In *Bulletins et mémoires de la Société de chirurgie de Paris*, 5 avril 1894, p. 310.)

Le nommé Jean T..., soldat au 3e régiment de dragons, 24 ans, né à Theix (Morbihan), a été atteint, à la suite d'une chute de cheval, il y a trois ans, d'une entorse grave du genou droit avec hémo-hydarthrose qui a laissé dans l'article des craquements articulaires.

Il y a environ un an, il s'est aperçu de l'affection dont il est porteur. Pendant la marche, au moment où ce malade s'appuie sur le membre inférieur droit et fait passer le genou du mouvement de flexion à celui d'extension complète, on constate, surtout à l'examen de visu du creux poplité, que l'articulation éprouve un brusque ressaut, qu'elle se déclanche pour ainsi dire. C'est exactement lorsque le genou n'est plus fléchi que de 160 degrés environ, c'est-à-dire lorsqu'il a parcouru presque tout son axe excursif, que ce ressaut s'observe.

Les caractères de ce dernier méritent d'être fixés. Il est brusque comme je viens de le dire; il se communique à toute la cuisse qu'il ébranle fortement, en présentant son maximum au niveau du genou. Le mouvement d'extension, après lui, se continue plus rapidement qu'il s'exécutait avant; cependant il n'y a pas d'arrêt dans les mouvements du genou. Le ressaut s'accompagne d'une douleur à la face interne et postéro-interne de l'articulation, sans craquements perceptibles à l'oreille ou à la main. Lorsque de l'extension complète le genou passe à la flexion, le ressaut ne se produit plus. On ne l'observe que pendant la marche. Lorsqu'on imprime au genou des mouvements passifs de flexion et d'extension, lorsque le malade exécute ces mêmes mouvements, lentement ou brusquement, on ne le constate plus. J'ai vérifié le fait plusieurs fois.

Le malade accuse une gêne très marquée dans le fonctionnement du membre inférieur droit. Sans un appareil immobilisant bien son articulation, il ne pourrait faire que quelques pas; avec cet appareil, il ne peut marcher plus d'un quart d'heure.

Lorsqu'on examine le genou droit, il ne présente, au premier abord, rien d'anormal; son volume est celui du genou opposé. Ses saillies et méplats sont conservés, la synoviale n'est épaissie, ni au niveau du cul-de-sac sous-tricipital, ni au niveau de l'interligne; la surface extérieure des condyles fémoraux, tout ce qui de leur face antérieure est accessible au toucher est régulier ; ces surfaces ne présentent pas de bosselures. Le rebord du condyle interne du tibia jusqu'à près de 1 centim. au-dessous de l'interligne est quelque peu saillant, mais avec les mêmes caractères du côté opposé.

Pendant les mouvements actifs ou passifs du genou on entend et on sent des craquements fins, multipliés. Ils sont liés à des altérations de la synoviale, car on les perçoit sous les doigts qui pressent le ligament rotulien ou le tendon du triceps, c'est-à-dire qui pressent médiatement des parties de la synoviale qui ne sont pas en rapport avec les surfaces articulaires. Tous ces détails ne sont pas inutiles à noter ; j'aurai à y faire appel tout à l'heure lorsque je chercherai l'explication du ressaut que présente le genou de cet homme.

J'ajouterai que, dans l'extension complète, le genou malade présente des mouvements de latéralité plus étendus et plus nets que du côté opposé ; que dans le sens antéro-postérieur, dans l'extension, ce genou offre encore des mouvements assez étendus et qui, comme les premiers, donnent, avec un bruit, une sensation très nette d'écartement des surfaces articulaires lorsqu'on les provoque.

Le triceps est atrophié à droite, la mensuration circulaire de la cuisse donne 2 centim. de différence à 10 centim. au-dessus de la rotule et, de ce côté, un épaississement plus notable du pannicule adipeux sous-cutané masque encore une partie de l'atrophie musculaire. Les contractions des trois portions du triceps droit sont faibles, peu persistantes ; pendant le passage du courant, le muscle n'a pas la dureté de celui du côté opposé et la chose est surtout sensible au niveau du droit antérieur.

Par contre, la jambe malade est plus grosse de 1 centim. que la jambe saine, ce qui tient à la comparaison circulaire exercée sur le genou.

III. — Observations avec résultat opératoire.

OBS. XX. — *Doigt à ressort du médius droit. Fibrome de la gaine au niveau de la première phalange. Ablation du fibrome. Disparition du ressort. Dix ans plus tard, doigt à ressort de l'annulaire droit. Arthritisme.* — (LANNELONGUE. In thèse de CARLIER. *Le doigt à ressort.* Paris, 1889, obs. XV, p. 184.)

M. X..., 60 ans environ, *arthritique*, vient me consulter en 1879, pour une difficulté des mouvements du *doigt médius de la main droite*, difficulté qui existe depuis quatre ans environ. Je constate que le médius droit présente dans les mouvements *d'extension*, les symptômes classiques du doigt à ressort. La flexion se fait aisément, sans rien d'anormal, mais elle paraît se faire moins énergiquement qu'à gauche. Si, le doigt ayant toutefois ses phalanges fléchies, je prie M. X... de ramener le doigt dans l'extension, voici ce que j'observe : lorsque la première phalange est ramenée dans l'extension, que la deuxième phalange fait avec la première un angle presque droit et la troisième phalange avec la deuxième un angle obtus, le mouvement subit alors un temps d'arrêt, mais grâce à un effort musculaire, l'arrêt est vaincu, un ressaut brusque se produit et le doigt achève brusquement son mouvement d'extension, comme s'il était actionné par un ressort. C'est l'articulation de la première avec la deuxième phalange qui sert de pivot au ressort.

Ce phénomène est à peu près constant, il existe depuis quelques années.

A l'examen du doigt, je note du côté de la face palmaire, l'existence d'une tuméfaction assez accusée, siégeant sur l'extrémité inférieure de la première phalange du médius, immédiatement au-dessus du pli correspondant à l'articulation de la phalange avec la phalangine.

La palpation me permet de reconnaître l'existence, à ce niveau, d'une tumeur du volume d'un petit haricot, et non adhérente à la peau ; *cette tumeur restait immobile pendant les mouvements de flexion du doigt exécutés par le malade*, elle ne faisait donc point corps avec les tendons fléchisseurs. Je fis le diagnostic de fibrome développé aux dépens de la gaine fibreuse du doigt médius, et je proposai à M. X..., qui accepta, l'ablation de la tumeur.

Je fis l'opération avec l'aide de M. Gosselin. Après incision de la gaine fibreuse sur la ligne médiane, j'arrivai sur la tumeur. Cette dernière avait le volume ci-dessus indiqué ; elle était dure, indépendante des tendons fléchisseurs, et s'était développée dans la gaine, aux dépens de la face externe de celle-ci. J'enlevai complètement la tumeur.

Les suites opératoires furent des plus simples, et, après la cicatrisation de la plaie, je constatai que *les mouvements du doigt s'exécutaient normalement, et que les symptômes* du doigt à ressort avaient disparu.

J'ai, depuis lors, souvent revu M. X..., la guérison s'est maintenue, et la cicatrice résultant de l'opération n'est même plus apparente.

Mais, depuis quelque temps (février 1889) *le doigt annulaire de la main droite* présente aussi, dans ses mouvements, le phénomène du ressort. Ce dernier se produit aussi bien dans l'extension que dans la flexion, mais il est plus accusé dans la flexion, et le ressaut s'accompagne alors d'un claquement perceptible à distance. Le ressaut se produit pendant la flexion au moment où la phalangine va se mettre à angle droit sur la phalange. Comme pour le médius, la flexion de l'annulaire droit paraît se faire moins énergiquement que pour l'annulaire gauche. J'ai fait un examen minutieux de ce doigt annulaire, je n'ai rien trouvé d'anormal ni dans les tendons, ni dans la gaine, ni dans les jointures. Pas la moindre induration. Quant au claquement, est-il articulaire ou non ? Je l'ignore.

Obs. XXI. — *Doigt à ressort. Médius droit. Opération. Guérison.* — (Leisrink. Ueber den schnellenden finger, in *Comptes rendus de l'Assemblée des naturalistes et médecins allemands,* session de Magdebourg, septembre 1884 ; in *Semaine médicale*, 1884, p. 188.)

Il s'agit d'une fille de 10 ans, dont le médius droit était à ressort. Il existait au niveau de l'articulation métacarpo-phalangienne une petite nodosité de la grosseur d'un pois. Les phénomènes, douleur, ressaut, s'observaient surtout pendant l'extension. La nodosité n'était perceptible que lorsque le doigt était fléchi ; dans cette position une forte pression sur le bord périphérique de la nodosité déterminait l'extension du médius.

Après avoir essayé en vain plusieurs traitements, Leisrink se décida à tenter l'opération. Il fit une incision de la face palmaire de la main, au niveau de la nodosité, jusqu'à ce qu'il fût arrivé sur le tendon du fléchisseur superficiel des doigts. La synoviale se présenta comme un sac herniaire et laissa échapper, quand elle fut ouverte, une certaine quantité de sérosité claire. En fléchissant le doigt, une nodosité attenant au fléchisseur profond s'échappait entre deux faisceaux du fléchisseur sublime. Cette nodosité appartenait bien au fléchisseur profond, elle était formée par un dédoublement du tendon. Ce dédoublement était adhérent au tendon du fléchisseur profond. Leisrink en fit l'excision, puis fit la suture du tendon.

La guérison se fit par première intention et le doigt à ressort disparut.

OBS. XXII. — *Doigt à ressort du médius droit. Végétation fibreuse du tendon du fléchisseur profond. Opération.* — (CARLIER. *Bulletin de la Société anatomique*, 8 mars 1889, p. 185.)

Mme G..., 30 ans, couturière, mariée, sans enfants. Le médius droit présente depuis sept mois environ, tous les symptômes du doigt à ressort. Pas de syphilis, mais en revanche, franchement *rhumatisante*. Elle a eu depuis dix ans, quatre attaques de rhumatisme articulaire aigu, qui la condamnèrent chaque fois à un séjour au lit de plusieurs mois. La dernière attaque date du commencement de 1888.

Pas de nervosisme proprement dit.

Il y a sept mois environ, il survint une certaine difficulté des mouvements du médius droit; cette gêne s'accrut peu à peu, et les mouvements devinrent bientôt douloureux, au point de forcer la malade à cesser de temps en temps son travail de couture; c'est alors qu'apparaît dans ce doigt le phénomène du ressort.

La malade nous raconte que, dans les mouvements de flexion ou d'extension, le médius droit ne suivait pas les autres doigts; à un certain angle de sa course, le médius s'arrêtait et ne continuait son mouvement que grâce à un effort musculaire énergique. Il se produisait alors un *ressaut* très accusé tort douloureux, et le doigt achevait brusquement son mouvement de flexion ou d'extension, comme s'il eût été actionné par un solide ressort.

L'extension était plus difficile que la flexion; celle-ci, bien que douloureuse et accompagnée de ressaut, pouvait s'opérer d'une façon active; mais l'extension, pour être complétée, exigeait ordinairement l'intervention de la main opposée.

A chaque mouvement, la malade éprouvait la sensation nette qu'il y avait quelque chose d'interposé dans l'interligne articulaire qui sépare la phalange de la phalangine.

Nous voyons la malade vers la fin de février. A cette époque le phénomène du ressort existait encore, mais *beaucoup* moins accusé qu'autrefois. Les mouvements du doigt sont bien moins douloureux, le ressort lui-même est intermittent et ne se produit plus que dans les mouvements de flexion un peu étendus.

Notre malade paraît très anémiée, toujours tourmentée par des douleurs erratiques ; la plupart de ses articulations sont endolories à la pression, et les petites articulations sont le siège de nodosités rhumatismales.

En examinant le médius droit, on voit à la face palmaire une légère *tuméfaction* siégeant au-devant de l'articulation de la première phalange avec la deuxième. A la palpation, on sent très nettement une petite nodosité qui, pendant les mouvements actifs du médius, roule sous le doigt en donnant naissance à de *gros frottements.*

Cette nodosité nous paraît avoir le volume d'un petit haricot : *sa surface est irrégulière, bosselée*, elle s'étend un peu plus sur la phalange que sur la phalangine ; elle est située exactement sur la ligne médiane, un peu mobile dans le sens transversal, et paraît siéger immédiatement au-dessous de la peau. Le siège de la nodosité, son mouvement de va-et-vient pendant les mouvements actifs de flexion et d'extension de la phalangette seule ont permis, dès ce moment, d'affirmer ses connexions avec le tendon du fléchisseur profond.

La malade accepte le traitement chirurgical que nous lui proposons.

Opération. — Nous faisons l'opération le 4 mars, avec l'aide de notre excellent ami Boiffin, prosecteur à la Faculté, et en présence de notre ami le Dr de Pradel qui nous avait adressé la malade. Après avoir incisé la peau au-devant de la tumeur sur une étendue de trois centimètres environ, nous tombons immédiatement sur une petite tumeur d'aspect irrégulier, en forme de chou-fleur et qui n'adhérait nullement à la peau. Nous n'avons pas vu de trace de gaine fibreuse au-devant de la tumeur.

Afin de nous rendre un compte exact des rapports de la tumeur avec le tendon, nous incisons la gaine fibreuse au-dessus de la tumeur sur une étendue de un centimètre et demi ; le tendon étant ainsi mis à nu, nous avons reconnu de la façon la plus nette que la tumeur était pédiculée, et *qu'elle avait pris naissance dans le tendon même du fléchisseur profond* qui, à ce niveau, n'est plus recouvert normalement par le fléchisseur superficiel. Le pédicule de la tumeur s'enfonçait dans la partie médiane du tendon, en écartant et divisant en deux faisceaux les fibres de ce dernier. Après excision du pédicule, nous constatâmes que la tumeur adhérait encore un peu au bord externe du tendon.

L'opération terminée, nous avons suturé la plaie au crin de Florence. Les suites opératoires furent des plus simples. Toutefois, bien que nous ayons pris toutes les précautions antiseptiques les plus minutieuses, la réunion immédiate manqua au niveau d'un des points de suture. C'est pour cette raison que nous n'avons pu encore faire exécuter au doigt des mouvements actifs pour constater la disparition du phénomène du ressort. Mais nous ne doutons nullement que ce symptôme ait disparu en même temps que la cause qui lui donnait naissance.

EXAMEN HISTOLOGIQUE. — L'examen histologique a été fait le 8 mars par MM. CORNIL et TOUPET, et voici ce que nous avons écrit sous leur dictée : *Végétation fibreuse d'un tendon.* Du tendon dont on retrouve des fragments, part une nodosité pediculée. Dans le pédicule, on distingue des vaisseaux à parois nettes et épaisses. La portion élargie de la tumeur renferme, outre les divisions vasculaires, du tissu conjonctif adulte parsemé d'un certain nombre d'éléments embryonnaires et quelques cellules cartilagineuses.

OBS. XXIII. — *Doigt à ressort. Fongosités synoviales. Opération par M. Blum, excision. Guérison parfaite au bout d'un mois, maintenue pendant deux ans au moins.* — (BLUM. In thèse de STCHERBATCHEFF. *Contribution à l'étude du doigt à ressort. Théorie articulaire. Variété synoviale.* Paris, 1890, obs. IV, p. 63.)

Robert H..., domestique, âgé de 24 ans, salle Montyon, n° 6.

Antécédents héréditaires. — Père mort à 56 ans, d'hémorrhagie cérébrale. Un frère mort à 24 ans, après trois ans de maladie ; il aurait eu une adénite cervicale.

Antécédents personnels. — Nuls. Ne se rappelle pas avoir été malade. Pas de rhumatisme.

État actuel (2 avril 1889). — Depuis trois mois le malade s'aperçoit que l'index de la main droite ne fonctionne pas normalement. Il attribue ce fait à ce qu'en découpant à table et en général pour la plupart de ses travaux, il se servait principalement de l'index et du médius de la main droite. C'est en janvier 1889, que, occupé à mettre du vin en bouteilles, son attention fut plus particulièrement attirée sur l'infirmité que présente son index droit. Pas de douleur, pas de gêne notable dans l'usage de la main. Un loisir momentané a seul décidé le malade à consulter un médecin (Dr Rémond, rue des Vosges, 22). Sur ses conseils il entre à l'hôpital.

Examen. — Un examen superficiel de la main fait reconnaître la forme spéciale de l'index et du médius droits. Ces deux doigts sont plus volumineux que les doigts correspondants gauches.

L'augmentation de volume porte surtout sur la partie du doigt comprise entre le sommet de l'espace interdigital et le premier pli, ce qui fait ressembler les doigts à des coins tronqués. Ils sont moins pointus. L'augmentation de volume signalée se voit aussi bien sur la face dorsale que sur la face palmaire.

La circonférence du doigt, prise au niveau du maximum du volume, égale pour l'index droit 8 centimètres, pour le gauche 7. Donc 1 centimètre de différence.

Au médius la différence est bien moins grande et n'égale pas un demi-centimètre.

On ne constate à la vue aucune autre différence entre les deux mains.

Lorsqu'on fait fléchir les quatre doigts à la fois, il y a une certaine gêne, surtout marquée à l'index et un peu de sensibilité au niveau de l'articulation de la première phalange avec la deuxième.

La flexion de l'index seul est peut être plus difficile qu'il ne convient.

La flexion de l'index n'est jamais complète et la pulpe digitale ne se met pas au contact de l'éminence thénar. Mais certaines fois, à la volonté du malade, ce contact s'établit.

On constate que c'est dans ces sortes de mouvements que se produit le *phénomène du ressort.* Si on cherche à analyser ce qui se passe, on s'aperçoit que le malade commence alors le mouvement de flexion en déployant une certaine force, puis, le doigt étant arrivé à demi-flexion, il y a comme un ressaut, après quoi le mouvement s'achève et la pulpe digitale se met au contact de l'éminence thénar.

Rien de semblable n'a lieu dans le médius, bien qu'il semble à la vue être le siège des mêmes lésions.

Si pendant le mouvement de flexion avec ressort on applique le doigt sur la face palmaire et à la naissance de l'index, à peu près au niveau de l'articulation métacarpo-phalangienne, on perçoit, au moment où le ressort se produit, une sensation analogue à celle d'un ruban à surface irrégulière, glissant à travers un anneau du tendon fléchisseur.

Une légère nodosité se glissant dans une gaine rétrécie en un point donnerait la même sensation.

Cette sensation manque absolument quand le malade cherche à produire le ressaut pendant la flexion.

A la face dorsale on ne perçoit jamais rien d'anormal, qu'il y ait ressaut ou non dans la flexion.

Il ne semble donc pas qu'on puisse attribuer le phénomène du ressort à une lésion qui aurait son siège dans une articulation.

5 avril. Anesthésie locale par injection sous-cutanée de cocaïne. Bande d'Esmark. Incision au-devant de la racine de l'index. On arrive sur la gaine tendineuse.

Celle-ci ouverte, on aperçoit de petites fongosités tranchant par leur coloration rosée sur la blancheur exsangue des parties environnantes. Les bourgeons siègent du côté externe et se prolongent en arrière.

Ils s'insèrent principalement sur la gaine tendineuse.

Après incision de ces bourgeons, on suture la plaie avec quatre crins de Florence.

Pansement à l'iodoforme.

L'examen histologique révèle des franges synoviales hypertrophiées.

Nous complétons cette observation d'après le registre d'observations de M. Blum.

9 avril. Deuxième pansement.

Le 15. On enlève les fils. Réunion par première intention. Le malade quitte l'hôpital prrfaitement guéri.

20 mai (même année). Plus de ressort, ni dans les mouvements spontanés, ni dans les mouvements provoqués. Une certaine raideur empêche la flexion complète des différents segments du doigt, on prescrit le massage.

17 octobre 1891, soit *deux ans après*, nous constatons nous-même que la guérison s'est maintenue, et que la liberté des mouvements est complète, sans aucune espèce de ressort, depuis, l'état du malade est constant.

OBS. XXIV (due à l'extrême obligeance de M. BLUM. Résumée et inédite). — *Doigt à ressort : pouce gauche rhumatisant. Fatigue fonctionnelle. Opération, grattage de la nodosité tendineuse. Guérison maintenue pendant au moins un an.*

Ferdinand L..., 62 ans, pâtissier, entré le 16 octobre 1889 dans le service de M. le Dr Blum, à l'hôpital Tenon, salle Seymour, lit n° 22.

Antécédents héréditaires. — Frère mort à 55 ans d'une affection du cœur. Sœur morte diabétique (?) à l'âge de 30 ans.

Antécédents personnels. — Hydarthrose bilatérale il y a sept ans, traitée par des vésicatoires. Depuis fréquentes douleurs dans les genoux et les jambes.

Début. — Au mois de mars dernier, sans cause connue, difficulté dans la flexion du pouce gauche; en même temps et dès ce moment un léger ressaut. Mais ces phénomènes étaient intermittents, disparaissaient pour revenir pendant quinze jours ou trois semaines; enfin ils s'installèrent définitivement. Cette infirmité gênait beaucoup le malade qui, en sa qualité de pâtissier, était obligé de rouler avec la main tenue ouverte un rouleau de bois sur la pâte : ce rouleau appuyait sur la racine du pouce.

Examen. — La main étant placée à plat sur sa face palmaire, on constate au niveau de l'articulation métacarpo-phalangienne du pouce gauche une hypertrophie considérable des tissus, portant sur toute la circonférence du doigt. A la mensuration, on trouve près d'un centimètre de différence entre le tour des deux pouces : 9 centim. à gauche, 8 centimètres un quart à droite.

L'augmentation de volume paraît intéresser les extrémités des deux os qui sont élargis. La peau normale glisse facilement à leur surface. Le reste du doigt et les autres doigts ne présentent rien d'anormal.

Le doigt n'est le siège d'aucune douleur, sauf un peu de sensibilité, de gêne plutôt dans la flexion. Celle-ci s'accompagne nettement d'un mouvement de ressaut qui paraît siéger dans l'articulation des phalanges, et cependant à ce niveau rien d'anormal. Mais si, durant la flexion, on applique un doigt à la face palmaire de l'articulation métacarpo-phalangienne, on sent comme une petite nodosité, siégeant sur le tendon, mobile, ou comme un tendon passant dans une gaine rétrécie, entre les deux sésamoïdes par exemple.

On sent encore cette sorte de nodosité quand le mouvement de flexion est provoqué, mais alors pas de ressaut. Il est vrai qu'alors la flexion n'est pas complète et que le ressaut ne se produit pas non plus quand le malade fléchit son pouce lui-même incomplètement. En tout cas, le ressaut ne se produit qu'au milieu du mouvement de flexion, il est précédé comme d'un arrêt dans la flexion, et l'on voit que le malade est obligé de faire un petit effort pour achever la flexion.

Opération, le 28 octobre. — Incision cutanée et découverte de la gaine des fléchisseurs. A la partie inférieure de cette gaine on note, en passant à la surface du tendon, un stylet ou une sonde cannelée, une nodosité très dure, du volume d'une lentille; celle-ci est très adhérente, elle est grattée avec une curette qui l'entame à peine.

Suture, pansement antiseptique et guérison complète de la plaie au bout de quelques jours.

Massage : le pouce est toujours volumineux, enflé; la mobilité de l'articulation est à peine recouvrée; le malade sort le 20 décembre.

Octobre 1890. *Le malade est revu à Saint-Antoine* où il a été admis pour des durillons douloureux de la plante du pied.

Cicatrice parfaite. Les fonctions du pouce sont *rétablies;* la flexion de la première phalange sur le métacarpien se fait très bien, *sans aucun ressort.* Seule la flexion de la deuxième phalange sur la première se fait incomplètement.

Obs. XXV (personnelle). — *Doigt à ressort : pouce droit. Rhumatisme. Fatigue fonctionnelle. Opération Nodosité. Débridement de la gaine. Guérison maintenue au moins deux ans.*

Nicolas H..., âgé de 60 ans, demeurant rue Mouffetard, 95, cuisinier, entre à l'hôpital St-Antoine, salle Velpeau, n° 40, service de M. le Dr Blum, le 27 février 1893, se plaignant de ne pouvoir fléchir ni étendre son pouce droit sans douleur et sans que se produise un ressort également douloureux.

Le début de l'affection remonte à quatre mois environ, aux premiers jours d'octobre dernier, et c'est tout à fait par hasard que le malade s'en aperçut. Il n'avait à ce moment aucun travail régulier, et ne faisait rien de spécial qui pût fatiguer surtout son pouce. Pendant tout le mois précédent au contraire, il avait dû, pour gagner sa vie, s'occuper à coudre des sacs en toile très dure. A cet effet il avait mis à très grande contribution son pouce droit, qui, avec l'index de la même main, devait serrer énergiquement l'aiguille une fois piquée, pour achever par traction, de la faire traverser cette toile. Néanmoins pendant tout le mois employé à ce genre de travail, le malade ne remarqua rien d'anormal du côté de son pouce, et sauf un peu de fatigue, ne ressentit aucune douleur. Il avait cessé tout travail de ce genre depuis quelques jours, lorsque le hasard lui fit découvrir le phénomène particulier, auquel les mouvements de flexion et d'extension de son pouce droit donnaient naissance. Depuis le malade s'étudia et remarqua que les mouvements de ce pouce étaient un peu gênés, douloureux même, surtout le matin au réveil, alors que le phénomène du ressort était également plus marqué qu'à tout autre moment de la journée. Un léger exercice atténuait en effet et le ressaut et la douleur. Au repos d'ailleurs aucun phénomène douloureux, à peine quelques fourmillements biens rares ; pas de crampes, pas d'élancements, pas plus la nuit que le jour. Mais quelles que soient les précautions prises par le malade, dès qu'il veut étendre ou fléchir le pouce incriminé, la douleur reparaît avec le ressaut pendant le temps que durent les mouvements. Enfin rien de plus facile que de réveiller cette douleur bien localisée, et nettement indiquée par le malade ; il suffit pour cela de presser modérément au niveau de l'articulation métacarpo-phalangienne du pouce droit.

Rien d'analogue du côté sain.

Examinant de plus près les mouvements de ce doigt, on remarque que la flexion spontanée est précédée d'un léger mouvement d'adduction : puis la flexion commence péniblement par la dernière phalange, exigeant un effort notable. Et bientôt alors qu'elle est à peine ébauchée, elle s'active brusquement, comme si dans l'articulation interphalangienne existait un ressort dont la détente achève le mouvement d'un seul coup. En même temps, on entend un léger craquement. D'autre part, le degré ultime de la flexion est moindre que du côté sain.

Le phénomène paraît donc à priori se passer dans l'articulation de la première avec la deuxième phalange; mais une palpation attentive à ce niveau, pendant la flexion, comme au repos, ne révèle rien d'anormal. Au niveau de l'articulation métacarpo-phalangienne au contraire, on sent une saillie notable de la tête métacarpienne, identique, il est vrai, du côté sain.

Si, dans la flexion spontanée, on applique fortement le pouce au niveau du pli digito-palmaire, on a la sensation d'une petite nodosité glissant avec le tendon fléchisseur.

Cette nodosité, du reste très petite, du volume à peine d'un grain de plomb moyen, écrasé, est facile à distinguer du reste du tendon surtout par sa plus grande consistance. Elle suit manifestement les mouvements du tendon et est surtout appréciable immédiatement avant la production du ressort, alors qu'il y a comme un temps d'arrêt dans le mouvement. Puis le ressort se produit, elle glisse sous le doigt et n'est plus perceptible le mouvement achevé. De même au repos on ne peut la sentir d'une façon précise.

Dans l'extension spontanée, phénomènes inverses. Le mouvement s'accomplit en grande partie sans rien de particulier; puis, au moment où les deux phalanges font ensemble le même angle que celui qui coïncide avec le mouvement de ressort de la flexion, l'extension se complète brusquement et d'un coup avec un léger craquement. Les résultats de la palpation pendant ce mouvement sont en tout point comparables à ceux obtenus pendant la flexion. Notons seulement que le ressort a une plus grande puissance dans l'extension. Variant les essais, si l'on fléchit soi-même le doigt du malade, on évite presque entièrement le ressaut, et la nodosité est un peu moins bien perçue. Si on électrise la partie charnue des fléchisseurs, tout se passe au contraire sensiblement comme dans les mouvements spontanés.

Ces troubles fonctionnels particuliers n'ont pour ainsi dire pas subi de modifications depuis le début de l'affection, en dehors de celles que nous avons déjà signalées. Quant à *ses antécédents*, le malade nous apprend qu'un de ses frères est mort probablement d'une maladie de foie. Une de ses sœurs est morte à la Salpêtrière, après avoir été toute sa vie sujette à des douleurs rhumatismales. Personnellement, il eut en 1853 une fièvre typhoïde, dans le cours de laquelle se déclarèrent deux abcès, l'un à la fesse, l'autre à la plante du pied. Il fut soigné à la Pitié. Depuis il eut deux pleurésies non ponctionnées, l'une en 1859, l'autre en 1877, mais surtout deux attaques de rhumatisme : la première subaiguë en 1868, la seconde très intense en

1872, pendant laquelle les articulations de la main droite furent prises. Pendant toute l'année qui suivit, il eut encore à souffrir presque sans cesse de douleurs rhumatismales vagues, avec prédominance au niveau des épaules, qui avaient été déjà très touchées lors des deux premières attaques.

Depuis, rien à signaler, sauf quelques très rares douleurs, dans les épaules, de nature rhumatismale.

De pareils antécédents font bien de notre malade un vrai rhumatisant, et l'*examen général* confirme ce diagnostic. Les genoux et les épaules sont le siège de craquements articulaires, et il en est de même de l'articulation métacarpo-phalangienne du pouce sain. Les articulations des doigts de chaque main sont volumineuses et un peu déformées. Les doigts sont déjetés en masse vers le bord cubital.

Ailleurs, rien de bien remarquable à signaler. Emphysème pulmonaire peu marqué. Deuxième bruit du cœur éclatant et clangoreux ; radiale dure ; anomalie de la cubitale droite superficielle. Cercle sénile déjà bien marqué. Pollakiurie. Temporale sinueuse. Mais rien du tout du côté du système nerveux.

Le 6 mars, on immobilise le pouce malade dans une petite gouttière plâtrée postérieure et, comme la sensation de nodosité est particulièrement nette, que la fonction du doigt est très compromise, on n'hésite pas à proposer au malade une intervention d'ailleurs bénigne, devant consister en l'excision de la nodosité, si c'est possible, ou le débridement de la partie centrale de la gaine. L'opération est acceptée par le malade et exécutée par M. Blum le 13 mars 1893. Après les précautions antiseptiques d'usage (brossage intensif au savon, lavages à l'éther, à l'alcool et au sublimé), on anesthésie la région à la cocaïne. M. Blum fait alors sur le trajet du tendon, parallèlement à lui, une incision d'environ 3 à 4 centimètres : mise à nu de la gaine et relâchement du doigt pour explorer le tendon. On remarque alors au niveau de la portion du tendon superficiel fléchi correspondant à la partie supérieure de la gaine, à quelques millimètres au-dessous de son rebord central, le doigt étant étendu, un épaississement appréciable de ce tendon. Le volume de cet épaississement est environ de la dimension d'un gros grain de plomb qu'on aurait écrasé. Devant l'impossibilité de l'enlever sans réséquer le tendon et le raccourcir, M. Blum se contente d'inciser la partie supérieure de la gaine dans une étendue de deux à trois millimètres. Immédiatement on prie le malade de fléchir et d'étendre alternativement son doigt, ce qu'il fait à plusieurs reprises sans douleur et surtout sans aucune espèce de ressort. La preuve était flagrante. On termine l'opération par la suture simple et en masse des parties sous-cutanées et de la peau : Pansement iodoformé sans drain. On remet le doigt dans sa gouttière et on comprime légèrement avec un peu d'ouate. Pas d'accidents consécutifs.

Le 20. Premier pansement, on enlève les fils. Réunion par première intention. Pansement au collodion. On maintient la gouttière pendant trois jours encore. A partir de cette époque, on laisse au doigt toute liberté et le malade s'exerce régulièrement à recouvrer tous ses mouvements.

Le 7 avril, au moment où le malade part pour Vincennes, le pouce malade a des mouvements presque aussi complets et aussi souples que le pouce du côté opposé. Le phénomène du ressort n'a pas reparu depuis l'intervention.

Nous avons revu ce malade le 21 *mai* 1895, *soit plus de deux ans après l'intervention* : l'état du doigt est des plus satisfaisants. Le mouvement de ressort ne se reproduit plus, et ne s'est d'ailleurs jamais reproduit depuis l'opération ; les mouvements sont aussi faciles et aussi complets que du côté sain. Le malade nous dit aussi que son pouce a recouvré toute sa vigueur, et qu'il n'est le siège d'aucune douleur. Au niveau de la trace de l'incision, on sent une masse de tissu fibreux qui rétracte un peu la cicatrice et empêche de rien percevoir nettement dans l'extension : ce n'est que pendant la flexion qu'on peut sentir encore la nodosité qui vient buter alors sur le doigt explorateur.

Le doigt appliqué au niveau de la gaine a nettement, pendant les mouvements de flexion et d'extension, la sensation dite « mouvement de chaîne », preuve flagrante de l'existence d'une téno-synovite.

Obs. XXVI (personnelle). — *Doigt à ressort : pouce droit. Rhumatisante. Fatigue fonctionnelle. Intervention. Deux nodosités. Débridement de la gaine. Guérison persistant encore deux ans après.*

Antoinette A..., 52 ans, marchande de vins, impasse Dany, n° 7, vient consulter M. le Dr Blum, le 8 mai 1893, pour son pouce droit qui présente des phénomènes typiques de doigt à ressort.

L'affection remonte à environ quatre mois et s'est établie peu à peu. Au début, ce n'était qu'une sorte d'engourdissement de la main avec picotement et fourmillement : engourdissement survenu à la suite d'un travail de tapisserie assez pénible, les tractions sur l'aiguille à l'aide du pouce et des deux premiers doigts devant être répétées et énergiques. Puis ce furent des crampes intermittentes, une fatigue rapide lorsque la malade reprenait ce genre de travail ; crampes et fatigues qui ne firent qu'augmenter jusqu'à ce qu'apparût le phénomène du ressort qui ne remonte qu'à quelques semaines.

A l'heure actuelle, le pouce incriminé ne présente pas de modifications appréciables à la vue. On note seulement au palper une saillie médiocre de la tête de la première phalange ; de plus, la pression est douloureuse au niveau du pli de la racine du pouce. L'articulation de la première avec la deuxième phalange est saine ; néanmoins tous les mouvements spontanés de flexion et d'extension sont accompagnés de ressort, avec tous les caractères classiques (comme dans l'observation précédente). Ce phénomène de ressort est très douloureux surtout pour les premiers mouvements, un léger exercice le rendant plutôt moins sensible ; enfin il est plus marqué dans l'extension. Dans les mouvements provoqués, au contraire, on réussit toujours à éviter ce phénomène pénible.

De plus, au niveau du pli de la racine du pouce malade, on sent dans les mouvements de flexion et d'extension une petite nodosité très dure qui suit manifestement le tendon, et à une très courte distance, accolée à elle, on en sent une seconde avec les mêmes caractères.

Phénomènes exactement semblables, mais dans l'ordre inverse dans l'extension. Enfin les choses se passent de même dans les mouvements provoqués.

Les *antécédents* sont chargés : sa mère, morte à 83 ans, était rhumatisante ; son père est mort à 56 ans d'une pneumonie. Elle a deux frères et une sœur bien portants, mais a perdu une sœur de la poitrine à 41 ans.

Il y a cinq ans, elle eut pendant cinq mois des douleurs rhumatismales qui n'ont cédé qu'au salicylate de soude : jamais d'attaque aiguë. Un érysipèle de la face il y a six ans ; un phlegmon du ligament large il y a quinze ans ; la fièvre typhoïde à l'âge de 32 ans ; en 1874, une congestion cérébrale et depuis fréquemment des étourdissements, des maux de tête auxquels l'alcool ne paraît pas être étranger (?). Enfin, sept enfants, dont trois morts, l'un de diphtérie, les deux autres en bas âge. Les quatre vivants se portent très bien.

On immobilise le doigt dans une gouttière plâtrée qui embrasse le poignet, et dans l'extension. Vu la netteté des nodosités perçues et encouragé par le cas précédent, qui datait à peine de six semaines, M. Blum lui propose la même intervention. La malade retourne chez elle, nous ayant promis de revenir au jour fixé subir cette petite opération.

Le 16 mai, après les précautions antiseptiques d'usage, incision et anesthésie par la cocaïne sur le trajet et parallèlement au tendon, d'environ trois à quatre centimètres. Mise à nu de la gaine, flexion du doigt pour relâcher les tendons fléchisseurs. On remarque sur le tendon fléchisseur superficiel, en un point qui correspond exactement à la partie supérieure de la gaine et à quelques millimètres au-dessous de son rebord supérieur, lorsque le doigt est dans l'extension, deux petites nodosités faisant corps avec lui et séparées l'une de l'autre par un léger étranglement. Chacune d'elles a à peu près le volume d'un gros grain de plomb ou d'un petit pois écrasé. Devant l'impossibilité absolue de les modifier utilement et de les enlever sans raccourcir le tendon d'une façon préjudiciable, instruit du reste par le résultat favorable du cas précédent, M. Blum se contente également de fendre dans une étendue de deux à trois millimètres le rebord de la gaine tendineuse. Suture en masse au crin de Florence des parties superficielles. Pansement sec à l'iodoforme, pas de drain.

On remet le doigt opéré dans sa gouttière plâtrée et on fait également une légère compression ouatée. *A noter aussi que, sitôt la gaine incisée, la malade put, sur notre demande, mouvoir son pouce sans douleur et sans déterminer de ressort.*

Le 23 mai, premier pansement. On enlève les fils. Application de collodion. Réunion par première intention. Par excès de précaution, on remet encore pendant quelques jours le doigt opéré dans l'appareil plâtré.

Le 27, on enlève tout pansement et la malade commence à faire des mouvements. Depuis, elle les répète de plus en plus facilement et, au bout de huit jours, l'intégrité des mouvements du pouce pouvait être considérée comme complète.

Nous avons revu cette malade le 21 mai dernier, soit plus de deux ans après son opération : la guérison s'était parfaitement maintenue. Bien que la malade ait repris et continué constamment ses travaux de broderie, à la suite desquels était survenu le phénomène du ressort, elle n'a plus jamais éprouvé ni de douleur, ni phénomène de ressort.

La flexion du pouce opéré est seulement un peu moins complète que du côté sain. A la palpation, on sent *extrêmement bien* la double nodosité au niveau du pli digito-palmaire ; elle est *extrêmement dure*, et ressemble à deux grains de plomb accolés, séparés par un étranglement. Avec une pression forte, on provoque de la douleur et on peut empêcher les mouvements du doigt ; avec une pression modérée on peut au contraire déterminer le ressort. C'est ce que nous avons pu constater nous-même à plusieurs reprises ; l'obstacle était donc bien l'orifice supérieur de la gaine.

OBS. XXVII (personnelle). — *Doigt à ressort. Annulaire gauche. Cause inconnue. Pas de diathèse prédominante. Opération. Pas de nodosité mais gaine très serrée. Débridement de cette gaine. Guérison.*

R..., huissier de la ville de Paris, âgé de 28 ans, 23, rue Bolivar, se présente au commencement de mars 1893 à la consultation de l'hôpital Saint-Antoine pour montrer son annulaire gauche, dont les mouvements d'extension et de flexion ne peuvent s'exécuter sans un ressort manifeste. Ces mouvements d'ailleurs ne sont nullement douloureux, et fort peu gênants. La bizarrerie du phénomène est la seule raison qui ait poussé le malade à demander l'avis d'un chirurgien.

Le début de l'affection remontait au mois de janvier et c'est tout à fait par hasard que le malade s'en serait aperçu, alors qu'elle était complètement constituée.

Depuis elle n'aurait présenté aucune intermittence : tous les mouvements d'extension ou de flexion s'accompagnant de ressort, à cette seule différence près que ce phénomène était plus accusé au début de la journée. La gêne fonctionnelle est du reste négligeable, la douleur nulle et c'est à peine si la pression détermine une légère sensibilité à un centimètre environ au-dessus du pli digito-palmaire correspondant au doigt malade.

A la vue, pas de modification appréciable, le doigt étant immobile. Commande-t-on au malade de le fléchir, on note les particularités suivantes : La flexion spontanée de l'annulaire ne peut être achevée, quel que soit l'effort développé, si les autres doigts sont maintenus dans l'extension ; elle est limitée de telle sorte que la deuxième phalange fasse un angle droit avec la première.

Laisse-t-on libres tous les doigts de la main malade, la flexion du doigt s'opère avec quelque difficulté, jusqu'à ce que les deux premières phalanges fassent entre elles un angle de 45 degrés ; puis léger arrêt ; effort plus marqué de la part du malade, et tout d'un coup achèvement brusque du mouvement comme si dans la première articulation interphalangienne existait un ressort dont il a fallu vaincre la résistance. Les choses se passent de la sorte dans la flexion spontanée *lente*. Si, au contraire, ce mouvement est rapide, à partir du moment où les deux premières phalanges font entre elles un angle droit, par conséquent avant le moment précédemment indiqué, il se produit deux, trois ressauts manifestes, dont le dernier, plus marqué, achève le mouvement.

Dans la flexion provoquée, le phénomène du ressort manque tout à fait, de même que sous l'influence de la contraction électrique.

Dans l'extension spontanée, phénomènes tout à fait comparables, mais dans l'ordre inverse ; mouvement de ressort au même moment, seulement plus marqué.

La palpation est aussi instructive. Rien dans l'immobilité du doigt, avec quelque soin qu'on procède. Dans les mouvements d'extension et de flexion, sensation au lieu d'élection d'une nodosité suivant manifestement les mouvements du tendon et ayant à peu près la *même consistance*.

Du côté sain aussi, sensation de nodosité presque aussi marquée, mais pas de ressaut.

L'état général du malade ne présente d'ailleurs rien à signaler. Pas de signes de nervosisme dans le sens le plus vaste du mot.

Voici du reste *les antécédents :* Son père est mort à 59 ans de la grippe ; caractère violent ; jamais de rhumatisme. Sa mère est morte à 52 ans ; elle était très impressionnable et paraît avoir eu de l'arthrite déformante. Un de ses frères a 32 ans, rien à signaler. Deux de ses tantes ont les doigts déformés par suite de rhumatisme chronique.

Personnellement, il eut la fièvre typhoïde à l'âge de 9 ans. Il y a cinq à six ans, une bronchite ; à partir de ce moment, il tousse tous les hivers. Pas d'autres signes de bacillose. Enfin, en 1887, il entra à Tenon chez M. Strauss et fut soigné pour une paralysie complexe du bras correspondant au doigt malade. Cette paralysie avait débuté brusquement, un matin au réveil, avait atteint les extenseurs, les adducteurs et les abducteurs de l'avant-bras et aboli la sensibilité de toute la main sur les deux faces. On aurait sans résultat cherché les stigmates de l'hystérie, et tout serait rentré dans l'ordre sous l'influence de l'électricité.

Tel était l'état du malade à sa première visite. On lui fit un traitement psychique (bains sulfureux) et on le rassura sur la nature de son affection, d'autant plus qu'elle était indolore.

Au bout de deux mois environ, le malade revient nous voir, plus inquiet, et nous disant que depuis sa première visite les mouvements sont devenus douloureux et pénibles avec des alternatives peu marquées d'amélioration passagère.

L'examen local et fonctionnel, à part la question douleur, donne les mêmes résultats que précédemment. On se décide, sur la demande du malade, qui a hâte de se voir guéri, à recourir d'emblée à l'intervention qui nous a déjà donné un bon résultat.

Le malade entre dans le service le 10 mai, salle Velpeau, lit n° 4. On immobilise de suite son doigt à l'aide d'une attelle plâtrée postérieure. Et l'opération, d'un commun accord, est décidée pour le 15 mai.

Elle est pratiquée par M. le Dr Blum, d'une manière tout à fait analogue à celle employée dans le cas précédent. Antisepsie rigoureuse, anesthésie à la cocaïne. Incision cutanée de 3 à 4 centimètres le long et parallèlement au tendon et au niveau de la partie supérieure de la gaine du doigt. Mise à nu de cette gaine. Exploration minutieuse des tendons fléchisseurs après relâchement du doigt. On ne trouve nulle part de nodosités, on remarque seulement que la gaine est très serrée et que les tendons fléchisseurs glissent à frottement dur. On se décide alors à inciser néanmoins dans l'étendue de quelques millimètres la partie supérieure de la gaine. Suture des parties superficielles aux crins de Florence. Pansement sec à l'iodoforme. On immobilise à nouveau le doigt dans son petit appareil et on fait une légère compression ouatée.

Suites très bénignes. A la levée du premier pansement, qui a lieu au sixième jour, la réunion est complète, les mouvements libres et le phénomène du ressort ne se reproduit pas. Application simple de collodion. On laisse le doigt libre ; et le malade s'exerce à lui rendre tous ses mouvements. Le 23 mai, on peut considérer le rétablissement de la fonction comme complète et le malade sort de l'hôpital.

Nous avons essayé de revoir ce malade tout dernièrement ; mais nous n'avons pu y réussir.

OBS. XXVIII. — *Doigt à ressort : index droit, déterminé par le pelotonnement du bout périphérique du chef cubital du fléchisseur superficiel sectionné par un éclat de verre. Suture des deux bouts. Guérison.* — (SICK. Ein Fall von Schnellender Finger, in *Centralblatt für Chirurgie*, 25 mars 1893, n° 12, p. 265.)

Une petite fille s'était piquée, environ deux ans et demi auparavant, l'index droit avec un éclat de verre, à peu près au niveau du milieu de la première phalange, sur le côté cubital de celle-ci. La guérison s'était faite du reste sans réaction. Huit semaines plus tard, à l'école, au moment d'écrire, apparaissait tout à coup la fixation de l'index dans l'attitude de la flexion, et l'impossibilité d'étendre volontairement le doigt.

C'était la première fois, depuis la piqûre déjà ancienne, que survenait pareil accident. Avec de la patience, l'extension finit par s'exécuter, mais avec un ressaut. Cet accident, d'abord intermittent, se présente maintenant à chaque mouvement. L'allongement du doigt plié est interrompu, puis le mouvement normal s'achève par une sorte de ressort et est accompagné d'une sensation douloureuse. Il s'agit donc manifestement du doigt dit à ressort, déterminé par la blessure survenue auparavant par un éclat de verre.

Opération. — Incision au niveau de la cicatrice, ouverture de la gaine. On voit alors que le chef cubital du fléchisseur sublime du troisième doigt a été tranché par le fragment de verre, et que son bout central s'est rejeté vers le milieu du doigt ; plus loin, sur le fléchisseur profond on remarque aussi une éraflure guérie.

Le chef radial du fléchisseur sublime est complètement attiré au dehors avec un long fil fin, et avec lui le tendon. On peut alors voir que l'extrémité périphérique du chef cubital du fléchisseur superficiel sectionné faisait une bosse, et se trouvait manifestement trop serrée pendant la flexion dans la gaine du tendon. Les deux bouts du tendon sont alors avivés et suturés au catgut. On reconstitue aussi la gaine, et on referme la plaie de la peau.

Guérison par première intention. Au bout de onze jours de faibles mouvemouvements étaient déjà tolérés ; plus tard, la fonction du doigt était redevenue normale. Le phénomène du ressort ne s'est pas reproduit jusqu'à maintenant.

IV. — Observations avec opération sans résultat.

Obs. XXIX. — *Pouce droit à ressort. Cause traumatique. Pas de nodosité. Opération restée sans résultat.* — (Quénu. In thèse de Carlier. *Le doigt à ressort.* Paris, 1889, obs. XVIII, p. 191.)

Garçon de 12 ans, vu par M. Quénu, il y a environ dix-huit mois (1887) au dispensaire Isaac Pereire.

En donnant un coup de poing, il se fit une entorse de l'articulation métacarpo-phalangienne du pouce droit.

Tout d'abord on ne constata que du gonflement de la région articulaire, mais quelque temps après se montra le phénomène du ressaut dans le mouvement de la dernière phalange du pouce, pendant l'extension seulement.

M. Quénu, ayant cru sentir une nodosité au-devant de l'articulation, se décida pour une opération; l'incision à la face palmaire mit à nu le tendon fléchisseur, et, malgré la longueur de l'incision (plusieurs centimètres) et une exploration attentive, on ne découvrit rien d'anormal à la surface du tendon. M. Quénu reconstitua la gaine du tendon et sutura au catgut. Réunion par première intention, mais le phénomène du ressort persista. Puis le malade ne fut plus revu, une fois complètement guéri de son opération.

Obs. XXX. — *Doigt à ressort du médius droit. Rhumatisme et nervosisme. Sensation de nodosité. Opération. Pas de nodosité.* — (Carlier. *Le doigt à ressort.* Thèse de Paris, 1889, obs. X, p. 172.)

Mme A..., 55 ans, blanchisseuse, entre le 21 janvier 1889 à la salle Delessert, no 17, service de M. le Dr Blum (hôpital Tenon).

Tempérament nerveux; passe avec grande facilité de la joie folle à une tristesse extrême. Très rhumatisante.

Comme antécédents héréditaires : père enlevé brusquement à 86 ans par une paralysie de la langue (?). Mère morte d'une maladie de cœur.

Mme A... a une fille qui, à l'âge de 12 ans, a eu la chorée, laquelle a eu une durée de un an.

La malade a eu en 1888, une première attaque de rhumatisme aigu généralisé ; les douleurs — la malade est très affirmative sur ce point — se locali-

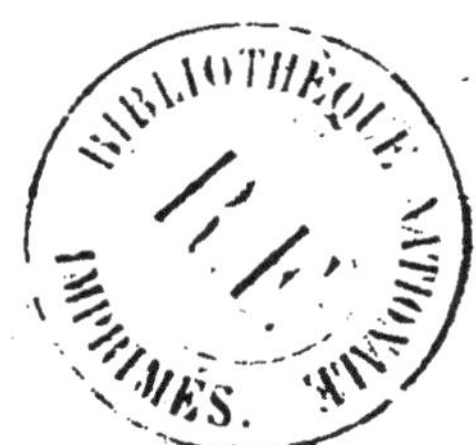

sèrent principalement dans le membre supérieur droit, et à la main droite les articulations (métacarpo-phalangienne et interphalangienne) du doigt médius furent plus sérieusement touchées que celles des autres doigts.

Mme A..., fut soignée à l'hôpital Tenon, salle Béhier, où on lui fit prendre du salicylate de soude.

La maladie évolua lentement ; il fallut un traitement d'une durée de quatre mois pour obtenir la complète cessation des douleurs. A ce moment toutes les articulations, même celles du médius droit, avaient recouvré l'intégrité de tous les mouvements. Toutefois ce doigt était de temps en temps le siège de douleurs, lesquelles siégeaient surtout vers les ligaments latéraux de l'articulation interphalangienne et au niveau de la face palmaire de l'articulation métacarpo-phalangienne. Ces douleurs s'irradiaient dans l'avant-bras et le coude ; elles s'accentuaient sous l'influence des mouvements, à ce point que la malade fut dans l'impossibilité de reprendre son métier de blanchisseuse et renonça pour quelque temps à se servir de sa main droite.

Vers le milieu de novembre 1888, un jour qu'elle tenait de la main droite un couteau, Mme A... ayant ressenti une vive douleur dans le doigt médius, voulut lâcher le couteau, mais l'extension du médius étant tout à coup devenue impossible spontanément, ce doigt formait crochet et maintenait le couteau dans la paume de la main droite. La malade s'aida de la main gauche pour retirer doucement le couteau sans avoir recours à l'extension du doigt malade ; et, comme elle éprouvait des douleurs dans tout le bras droit, elle fut admise de nouveau à l'hôpital Tenon, salle Laënnec, où elle ne suivit aucun traitement. Le 21 janvier 1889, elle passa salle Delessert, dans le service de M. Blum, où nous recueillîmes son observation.

État actuel (27 janvier 1889). — Le début remonte à deux mois, mais la maladie ne s'est guère modifiée, elle est un peu plus douloureuse toutefois, au dire de la malade.

L'attitude du doigt médius est caractéristique, c'est celle qu'on rencontre toutes les fois qu'il s'agit d'un doigt à ressort très douloureux. Chez notre malade, le médius droit est maintenu constamment fléchi dans la paume de la main ; cette flexion est très accusée, puisque le bout du doigt arrive au contact de la paume de la main ; toutes les articulations du doigt prennent part à cette flexion. C'est l'attitude constante du doigt malade, aussi bien pendant le jour que pendant la nuit.

Nous prions la malade de faire exécuter à un doigt des mouvements d'extension et de flexion, et nous remarquons qu'il lui faut beaucoup de bonne volonté pour faire ces mouvements sans s'aider de la main gauche ; l'extension surtout est très pénible. Les deux mouvements s'accomplissent lentement, il semble que la malade prenne, au moyen de cette lenteur, mille précautions pour éviter le ressaut qui est ici fort douloureux, et cependant cette lenteur du mouvement n'est pas due seulement à une sorte d'instinct musculaire, mais encore à une véritable raideur du doigt, car il est aisé de voir que la malade déploie une certaine force musculaire.

Nous avons souvent fait exécuter à Mme A... des mouvements du doigt, nous avons vu la flexion s'opérer plusieurs fois sans ressort; en revanche, celui-ci n'a jamais manqué dans l'extension ; il se produisait au moment où la première articulation intra-phalangienne atteignait l'angle droit. Ce ressaut est douloureux et ne s'accompagne que rarement d'un bruit de claquement. La douleur provoquée par les mouvements et par le ressaut retentit jusque dans l'avant-bras, et même jusqu'au coude.

Comme la malade n'effectue que très péniblement l'extension et encore à la condition que son doigt ne soit point fatigué, elle a recours, pour rendre l'extension du doigt plus facile et moins douloureuse, soit au déroulement, soit au moyen suivant : elle applique le pouce de la main gauche au niveau de la nodosité et pendant qu'elle contracte son muscle extenseur du médius malade, elle exerce avec le pouce gauche sur la nodosité une pression modérée, comme pour chasser la nodosité en arrière et en bas. De cette façon, si elle ne parvient pas toujours à éviter le ressaut, celui-ci est bien moins douloureux.

Rien à noter à l'inspection du doigt et de la main.

La palpation n'est pas douloureuse, sauf en un point très nettement circonscrit et situé, quand le doigt est en extension, à 1 centimètre et demi au-dessus du pli digito-palmaire. On a à ce niveau la sensation assez nette de l'existence d'une petite nodosité, ayant à peine les dimensions d'une lentille, très douloureuse au toucher, située sur le trajet du tendon fléchisseur du médius qui se déplace, pendant les mouvements dans le sens du trajet du tendon. Une pression un peu forte exercée au niveau de la nodosité supprime le phénomène du ressort, même pendant l'extension.

Quand on a fait exécuter au doigt médius un mouvement actif de flexion énergique et que l'on cherche ensuite à faire passivement l'extension du doigt en le déroulant en quelque sorte, on obtient d'abord un premier ressaut en étendant la phalangette, puis un deuxième ressaut en étendant la phalangine.

Un examen répété et minutieux de tous les doigts de la main gauche et de la main droite et de la face palmaire des deux mains nous permet de constater que, sauf au doigt malade, on n'avait en aucun point la sensation d'une nodosité.

Pas d'atrophie des muscles de l'avant-bras.

On n'institua aucun traitement, car la malade avait accepté l'opération que lui avait proposée M. Blum, et qui consistait dans l'excision de la nodosité. L'opération devait avoir lieu le 11 février 1889; mais, effrayée peut-être de l'opération, la malade prit un prétexte futile pour quitter l'hôpital le 10 février, nous réservant pour le lendemain une déception dont nous n'avons pas encore perdu tout souvenir. Grâce à de longues recherches faites dans un des quartiers les moins aristocratiques de Paris, nous pûmes retrouver cette malade.

Nous voulûmes la décider à rentrer à l'hôpital Tenon dans le service de M. Blum, mais ce fut en vain.

Croyant pouvoir être utile à la malade par une intervention opératoire, nous fûmes trouver M. Blum pour lui exposer notre embarras. Avec une libéralité dont nous lui sommes fort reconnaissant, il nous abandonna la malade qui, sur nos instances, se décida à entrer à l'hôpital Laënnec, dans le service de notre excellent ami Chaput qui avait bien voulu mettre à notre disposition un lit de ses salles de chirurgie.

Opération. — Nous fîmes l'opération le 10 mars 1889, sous l'œil de notre ami Chaput à qui nous gardons une vive reconnaissance pour son amabilité parfaite. La malade étant chloroformée, nous fîmes une incision de la peau depuis le pli palmaire inférieur jusqu'à un petit centimètre au-dessous du pli digito-palmaire. Arrivé sur la gaine, sentant la nodosité, nous l'incisons, et, une fois les tendons mis à nu, nous constatons avec étonnement qu'ils sont absolument sains. Une exploration plusieurs fois répétée de ces tendons, des mouvements de flexion forcée et d'extension ne nous permirent pas de constater la moindre anomalie tendineuse.

Sutures de la peau au crin de Florence. Réunion par première intention.

Pour ne pas exposer la cicatrice à des tiraillements qui l'exposeraient à se rompre, nous n'avons pas osé engager la malade à se servir de son doigt. Ce que nous savons, c'est qu'aujourd'hui le doigt se maintient constamment dans l'extension, et que la malade n'en souffre presque plus. Il y a, il est vrai, impotence presque complète du doigt, mais le long repos auquel il a été soumis, les quelques adhérences qui ont pu s'établir entre le tendon et la gaine consécutivement à l'opération, expliquent peut-être cette impuissance fonctionnelle. Nous nous proposons d'instituer dans quelques jours, une gymnastique spéciale aidée du massage, et nous espérons obtenir promptement un bon résultat.

OBS. XXXI. — *Doigt à ressort du médius droit. Nervosisme et rhumatisme. Sensation d'une nodosité aux deux médius. Intervention opératoire. Pas de nodosité.* — (CARLIER. *Le doigt à ressort.* In thèse de Paris, 1889, obs. XI, p. 176.)

Mme B..., 43 ans, liquoriste à Paris. Antécédents personnels : plusieurs attaques de rhumatisme articulaire presque généralisé, ayant atteint aussi les mains. Très fréquemment des migraines ; se plaint aussi de lenteur des digestions.

Nervosisme ; rit et pleure facilement ; aurait eu, il y a six ans, une grande crise de nerfs qui a duré assez lontemps. Peu de chose comme antécédents héréditaires : son père et un de ses oncles paternels avaient le caractère emporté.

Depuis environ un an, la malade éprouvait des douleurs dans la main droite, principalement au doigt médius ; la douleur s'est accrue, les mouvements du doigt sont devenus de plus en plus difficiles et douloureux, puis un jour la malade a senti un ressaut douloureux dans ce doigt qui, depuis lors, est resté presque impotent.

État actuel (20 février 1889). — Depuis environ six mois, le doigt est dans la situation où nous le trouvons aujourd'hui. Le doigt médius droit reste constamment fléchi dans la paume de la main ; cette flexion atteint presque exclusivement la phalangette et la phalangine, la malade a renoncé à tous mouvements volontaires qui ne font qu'exaspérer la douleur. Celle-ci consiste en un engourdissement d'une partie de la main droite, en fourmillements parfois qui atteignent aussi le médius ; ces douleurs s'irradient jusque dans le voisinage du coude, en suivant la partie antérieure de la face palmaire de l'avant-bras. Interrogé à ce point de vue, la malade montre avec la main saine le trajet douloureux, et ses indications concordent bien avec la situation des muscles fléchisseurs.

Nous n'avons pas constaté de troubles de sensibilité très nets ; nous croyons que notre exploration a été incomplète à ce point de vue. Cependant le doigt semble être hyperesthésié en bloc, car son examen est fort douloureux.

Après avoir déroulé le doigt, si on demande à la malade de le fléchir, tout d'abord le mouvement spontané semble impossible à exécuter, mais en la stimulant un peu, Mme B... arrive à obtenir la flexion qui s'accomplit avec un mouvement de ressort très prononcé et une douleur toujours vive. Quant à l'extension spontanée, jamais la malade n'a pu l'accomplir sous nos yeux.

Nous notons ici toutes les petites manœuvres auxquelles avait recours la malade pour faire exécuter à son doigt les quelques mouvements que nous venons de mentionner. Mme B... mettait la main tantôt en supination, tantôt en demi-pronation, tantôt saisissant la racine du doigt avec la main opposée comme pour la préserver de la « secousse » qu'elle redoutait, tantôt enfin, empoignant à pleine main saine la portion moyenne de l'avant-bras du côté malade, elle semblait exercer à ce niveau une compression salutaire.

Ainsi donc, flexion active possible quoique pénible, extension active impossible. Phénomène du ressort des plus nets et très douloureux dans les mouvements actifs toujours invariablement à l'avant-bras.

Comme dans les mouvements passifs, la douleur se propage. Lorsque nous maintenions pendant quelque temps le doigt dans l'extension, la malade ressentait sur le dos de la main et de l'avant-bras une sorte d'engourdissement, des fourmillements qui suivaient manifestement le trajet du tendon extenseur et de son faisceau musculaire.

A la palpation du doigt, rien de bien particulier, à part la sensation d'une nodosité siégeant comme toujours au lieu d'élection, c'est-à-dire à un bon centimètre au-dessus du pli digito-palmaire ; à ce niveau, douleur assez vive. Mais en examinant la main saine, nous avons senti au médius gauche une nodosité non douloureuse, exactement ou presque exactement semblable à celle constatée au doigt malade, et cependant le médius gauche fonctionne très bien.

Nous avons fait sur cette malade, en y mettant toute la douceur possible, toutes les expériences que nous désirions faire pour nous convaincre que les articulations métacarpo-phalangiennes et interphalangiennes ne pouvaient être mises en cause ; il serait trop long de le consigner ici. Une seule est à mentionner : un tapotement assez léger de l'avant-bras, pratiqué au devant de la portion charnue du muscle fléchisseur des doigts, provoquait ordinairement à distance dans le doigt malade, des douleurs assez vives.

Nous proposâmes alors à Mme B... de la débarrasser de son affection en recourant à une opération. L'offre fut acceptée avec grand empressement.

Opération. — Pratiquée le 6 mars, avec l'aide de mon excellent ami Boiffin, prosecteur de la Faculté, et en présence de notre collègue Marcano. Précautions antiseptiques les plus minutieuses.

Incision de la peau sur une étendue de trois centimètres et se terminant en bas à un petit centimètre au-dessous du pli digito-palmaire ; incision de la gaine, et, les tendons une fois mis à nu, nous constatons avec quelque étonnement (car nous avions été mis en garde par la sensation de nodosité sur le médius gauche sain) que ces tendons sont absolument sains, qu'ils ont leur volume normal, et qu'aucun organe de l'appareil vagino-tendineux n'offre la moindre altération. Néanmoins, quelque peu poussé par l'envie de savoir si le tendon fléchisseur sublime ne nous présenterait pas au microscope quelques lésions de structure, nous avons réséqué, sur une étendue d'un gros centimètre et une largeur de 2 centim., les bords des deux portions bifurquées de ce tendon.

Il va sans dire que nous nous sommes assurés, par des mouvements répétés du doigt qui nous permettaient d'explorer les tendons sur une grande étendue, qu'il n'y avait nulle part ailleurs de trace de nodosité.

Impossible de suturer la gaine à part. Sutures de la plaie cutanée avec des crins de Florence. Pansement à la gaze iodoformée.

Suites opératoires des plus simples. Cinq jours après, la plaie était réunie par première intention. Mais, la cicatrice n'étant pas assez résistante encore pour supporter impunément les tiraillements, nous n'avons eu recours que dans ces derniers temps aux petits exercices de gymnastique recommandés à la malade pour faire disparaître l'impotence presque absolue du doigt, à la suite de sa longue immobilisation. Actuellement le doigt reste toujours dans l'extension ; nous pourrons savoir dans quelques jours si les mouvements passifs du doigt provoquent encore le ressort.

CONCLUSIONS

I. — On doit réserver le nom de doigt à ressort à la seule variété vagino-tendineuse, à la maladie bien décrite par Notta. La variété dite articulaire ne saurait conserver le nom de doigt à ressort.

II. — La pathogénie de cette affection peut être fixée maintenant grâce aux résultats des interventions qui ont été pratiquées dans un but curatif.

III. — Un rétrécissement quelconque de la gaine fibreuse des tendons fléchisseurs, quels qu'en soient la cause et le siège, suffit à déterminer le phénomène dit du doigt à ressort.

IV. — Une tumeur quelconque de la synoviale ou du tendon des fléchisseurs, placée à bonne distance d'un rebord de la gaine tendineuse, normale ou anormale, suffit également à produire le même phénomène.

V. — Cette affection est donc avant tout due à une lésion de l'appareil vagino-tendineux des doigts.

VI. — Son traitement sera surtout symptomatique, l'affection guérissant souvent d'elle-même.

VII. — Le traitement curatif s'adressera à la cause, et se bornera soit à débrider la gaine, soit à détruire la lésion.

INDEX BIBLIOGRAPHIQUE

Blum. — Du doigt à ressort. *Archives générales de médecine*, mai 1882, 7e série, t. IX, p. 513.

— *Chirurgie de la main.* Paris, 1882, p. 102.

— *Chirurgie du pied.* Paris, 1886, p. 105.

— Fibrome du tendon d'Achille, in Mémoire de Marcano. *Progrès médical*, 1884, p. 322.

Bouilly. — *Manuel de pathologie externe.* Reclus, Kirmisson, Peyrot, Bouilly, t. IV, 1re édition, 1882, p. 622.

Anton Bum. — *Zeitschrift für Therapie,* 13 avril 1883, p. 37.

Busch. — *Lehrbuch der Chirurgie.* Berlin, 1864, t. II, p. 57.

Carlier. — Doigt à ressort du médius droit. Ablation d'une tumeur du tendon. In *Bulletins de la Société anatomique*, 8 mars 1889, p. 185.

— *Le doigt à ressort.* Thèse de Paris, 1889.

Delorme. — Genou à ressort. In *Bulletins et mémoires de la Société de chirurgie,* 4 avril 1894, p. 309.

Dumarest (de Lyon). — Notes sur les diverses variétés de doigts à ressort. *Lyon médical*, 8 décembre 1872, n° 25, p. 518.

Eulenburg (de Berlin). — Le doigt à ressort. In *Union médicale*, 28 avril 1887, p. 654.

Felirki. — *Ueber der schnellenden Finger.* Thèse de Greifswald, 1882.

Fourchy. — Le doigt à ressort. In *Pathologie de Nélaton*, 1re édition, t. V, p. 953.

Follin et **Duplay.** — *Traité de pathologie externe*, t. VII, p. 849.

Gatzin. — *Le doigt à ressort.* Thèse de Montpellier, 1885-1886.

Kirmisson. — Contribution à l'étude des fibromes du tendon d'Achille. *Arch. gén. de médecine*, janvier 1884, p. 103.

— *Nouveau traité de chirurgie.* Duplay et Reclus. Art. Doigt, t. VIII, p. 785.

Leisrink. — Ueber den schnellenden Finger. Comptes rendus de l'Assemblée des naturalistes et médecins allemands. Session de Magdebourg, septembre 1884. In *Semaine médicale*, 1884, p. 188, et in *Revue de chirurgie*, 1884, p. 997.

Marcano. — Le doigt à ressort. In *Progrès médical*, 1884, nos 16, 17 et 19, p. 303, 321 et 366.

Menzel. — Schnellender Finger. In *Centralblatt für chirurgie*, 29 août 1874, p. 337.

Necker. — Uber den schnellenden Finger. In *Centralblatt für chirurgie*, n° 25, 24 juin 1893, p. 544.

Nélaton. — Doigts à ressort. Nodosités dans les gaines des tendons fléchisseurs des doigts. In *Gazette des hôpitaux*, 17 mars 1855, p. 125.

— Doigt à ressort. *Pathologie externe*, 1re édit., 1858, t. V, p. 953.

Nicaise. — De la synovite tendineuse à grains riziformes, et de la synovite sèche, in *Gazette médicale de Paris*, 1871, p. 98.

Notta. — Recherches sur une affection particulière des gaines tendineuses de la main, caractérisée par le développement d'une nodosité sur le trajet des tendons fléchisseurs des doigts, et par l'empêchement de leurs mouvements. In *Archives générales de médecine*, 4e série, t. 24, 1850, p. 142.

— Note sur une affection particulière de la gaine des tendons de la main désignée sous le nom de doigt à ressort. In *Union médicale*, 1859, t. IV, p. 631, et in *Gazette des hôpitaux*, 1860, p. 27.

Maurice Notta. — Le doigt à ressort. In *Union médicale*, 29 mars 1884, t. I, p. 949.

Poirier. — Notes sur la pathogénie du doigt à ressort, théorie articulaire. In *Bulletin de la Société anatomique*, 8 février 1889, p. 106.

— Le doigt à ressort. Physiologie pathologique. In *Archives générales de médecine*, 1889, t. II, p. 143.

Polaillon. — *Dictionnaire encyclopédique des sciences médicales.* Article Doigt, 1882, t. XXX, p. 257.

Schmit. — Quelques considérations sur l'étiologie et le traitement du doigt à ressort. In *Bulletin général de thérapeutique*, 28 février 1887, 15 et 30 mars 1887, p. 145, 215 et 256.

Schwartz. — Art. Tendon. In *Dictionnaire de médecine et de chirurgie pratique*, t. XXXV, p. 190.

Schwartze. — Ueber schnellenden Finger als Dienstbeschädigung. In *Deutsche militärázlitche Zeitschrift,* 1891, p. 658.

Sick. — Ein Fall von schnellender Finger. In *Centralblatt für Chirurgie,* 25 mars 1893, n° 12, p. 265.

Stcherbatcheff. — *Contribution à l'étude du doigt à ressort. Théorie articulaire. Variété synoviale.* Thèse de Paris, 1890.

Steinthal. — Ueber den mechanismus der schnellenden Finger. In *Centralblatt für Chirurgie,* 1886, n° 20, p. 497, et in *Revue des Sciences médicales,* t. XXX, 1887 (analyse Delbet), p. 298.

Walther. — Orteil à ressort. *Bulletins de la Société anatomique,* 1886.

Villar. — Dissection d'un doigt à ressort. In *Bulletins de la Société anatomique,* 1889, p. 463.

Vogt (de Greilswald). — Die chirurgischen krankheiten der oberen extremitäten. In *Deutsche chirurgie,* Suttgart, 1881, p. 104.

TABLE DES MATIÈRES

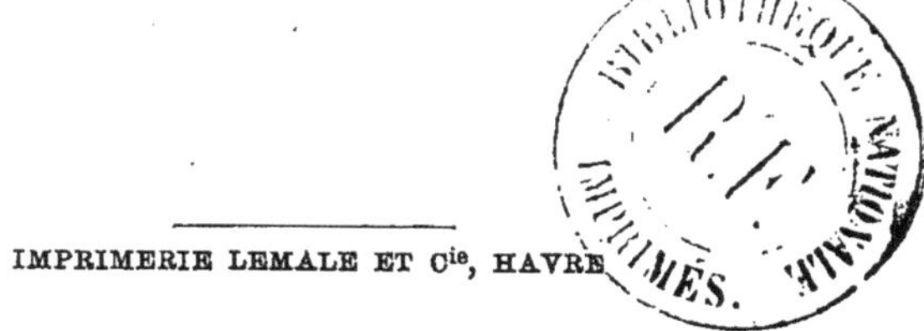

IMPRIMERIE LEMALE ET Cie, HAVRE

A LA MÊME LIBRAIRIE

APPERT, ancien interne des hôpitaux. — **Du rôle de l'organisme dans la pathogénie de quelques maladies infectieuses.** Prix. . . . . 4 fr.

ARROU, ancien interne-lauréat, prosecteur des hôpitaux. — **Circulation artérielle du testicule, anatomie comparée.** Prix . . . . 2 fr. 50

BONNET. — **Contribution à l'étude des névrites périphériques infectieuses aiguës.** Prix . . . . 5 fr.

BRISSON. — **Des divers procédés d'extraction des corps étrangers intravésicaux.** Prix. . . . . 3 fr. 50

CALBET, ancien interne des hôpitaux. — **Tumeurs congénitales d'origine parasitaire de la région sacro-coccygienne.** Prix. . . . . 6 fr.

CAMESCASSE, ancien interne des hôpitaux. — **Du choix de l'intervention dans les affections des annexes de l'utérus.** Prix. . . . . 5 fr.

CLAISSE, ancien interne des hôpitaux. — **L'infection bronchique.** Prix. . 6 fr.

DAMOURETTE, ancien interne des hôpitaux. — **Affections des nourrissons déterminées par la galactophorite de la nourrice.** Prix. . . . . . 5 fr.

DELANSORNE. — **Contribution à l'étude de la syphilis, manifestations syphilitiques récidivant in situ.** Prix. . . . . 6 fr.

GUILLEMAIN, ancien interne lauréat des hôpitaux. — **Étude de l'ostéo-arthrite tuberculeuse du genou de l'enfant.** Prix. . . . . 5 fr.

LACHAUX. — **De la dissimulation des idées de grandeur dans le délire chronique à évolution systématique.** Prix. . . . . 3 fr. 50

LASSERRE, ancien interne des hôpitaux. — **De la tuberculose péritonéo-pleurale subaiguë.** Prix. . . . . 3 fr. 50

MARTIN-DURR, ancien interne des hôpitaux. — **Les secousses trachéales dans l'anévrysme de l'aorte.** Prix. . . . . 2 fr. 50

MAUCLAIRE, ancien interne, médaille d'or des hôpitaux, prosecteur à la Faculté — **Des différentes formes d'ostéo-arthrites tuberculeuses, méthode sclérogène, arthrectomie précoce et répétée.** — Avec 10 planches. Prix. . . . . 12 fr.

NAGEOTTE, ancien interne des hôpitaux. — **Tabes et paralysie générale.** — Avec 10 planches. Prix. . . . . 7 fr.

NAGEOTTE (Mme) née WILBOUCHEWITCH, ancien interne des hôpitaux. — **Traitement antiseptique des brûlures.** Prix. . . . . 4 fr.

PÉPIN. — **De la cystite exfoliante considérée particulièrement en dehors de la rétroversion de l'utérus gravide et de l'accouchement laborieux.** Prix. . . . . 3 fr. 50

PÉPIN. — **Pathogénie et traitement opératoire de l'incontinence uréthrale d'urine chez la femme.** Prix. 3 fr.

SAINT-GERMAIN (DE), ancien interne des hôpitaux. — **Pathogénie du rhumatisme articulaire aigu.** — Avec 4 planches. Prix. . . . . 6 fr.

SOUPAULT, ancien interne des hôpitaux. — **Les dyspepsies nerveuses.** Prix . . . . 5 fr.

IMPRIMERIE LEMALE ET Cie, HAVRE

www.ingramcontent.com/pod-product-compliance
Ingram Content Group UK Ltd.
Pitfield, Milton Keynes, MK11 3LW, UK
UKHW020241220726
13923UKWH00002B/777